ノンテクニカルスキル会話編
問題解決を導く決め台詞

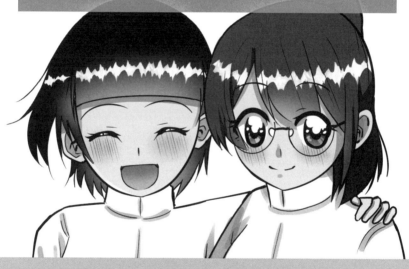

はじめに
〜私たちが解決したいのは，現実世界の問題ですよね〜

　これまで，多くの医療現場の問題解決と組織変革の伴走をする中で，「なぜ問題解決が難しいのか？」に関する一つの答えに気づきました。それは，現実世界の問題解決を「概念」で考えようとしてしまうからです。

　現実世界は，概念ではなく「行動」でできています。例えば，「リーダーシップを発揮できるようになる」という表現は，概念であって現実世界の出来事ではありません。現実世界で実際に起こっている出来事は，患者さんの急変に1秒でも早く対応しなければならない緊迫した状況の中で，「Aさんは補液を入れて！」「Bさんは足を挙げて！」といったように，次々と指示をしていくリーダーの姿です。つまり，概念とは現実世界という映像の中での行動を，単に言葉（文字）で表現しただけに過ぎないのです。

　これまで私たち医療者は，現実世界を表現するのに便利で楽であるがゆえに，概念にとらわれ過ぎてきたのではないでしょうか。そして，それと引き換えに，頭の中にある概念を，現実世界の行動に変える方法を学ぶ機会を失ってしまいました。だからこそ，概念で説明されている書籍をいくら読んでも行動に移すことができず，現実世界の問題解決につながらなかったのではないでしょうか。

　本書の価値は，さまざまなノンテクニカルスキルを，概念ではなく行動で学べることにあります。それが，明日からの業務での会話に使える「決め台詞」と，その使い方を示した「4コマ漫画」です。この2つによって，本書の学び（点）と皆さんの現場での問題解決（点）が線でつながっていくはずです。ぜひ，概念から抜け出すための学びを楽しんでください。

　それでは，現実世界の問題解決へようこそ。

2019年10月

メディカルアートディレクター　佐藤和弘

目次

本書の使い方 06

問題解決の六大大陸（世界地図）................................ 08

考えるための決め台詞

概念	決め台詞（行動）	
目的を押さえる	「誰のため？ 何のため？」	12
現状を把握する	「順番に教えて」	14
あるべき姿を描く	「どうなりたいの？」	16
問題を考える	「本当の問題って何？」	18
原因を考える	「なぜ？ ほかには？」	20
対策を考える	「誰が，いつ，何をするの？」	22
教訓を引き出す	「大事なことは？」	24
思い込みから抜け出す	「それって本当？」	26
物事を分解し全体像をとらえる	「分けて考えると？」	28
物事の共通点を見つける	「共通点って何？」	30

伝えるための決め台詞

概念	決め台詞（行動）	
受け手絶対主義に基づく	「どんな興味がある？」	32
相手の合理性を尊重する	「どう都合が良い？」	34
何を伝えたいのかを明確にする	「結論を言えば」	36
結論の納得感を高める	「理由は3つあります」	38
あいまいな言葉を具体的にする	「具体的には」	40
分かりやすい言葉に変える	「例えば」	42
相手の意見を肯定する	「それって重要で」	44
理想と現実の両方に向き合う	「正直に言うと」	46
患者視点で伝える	「患者さんの立場だったら」	48
自分の言葉で伝える	「私はこう思います」	50

決めるための決め台詞

概念	決め台詞（行動）	
事前に準備する	「健全な根回しできてる？」	54
議論しやすい場をつくる	「健全な批判をしましょう」	56
議論の時間を決める	「何時までに決めますか？」	58
論点を明確にする	「論点を整理しますね」	60
論点のずれを気づかせる	「論点ずれてますよ」	62
意見を引き出す	「○○についてどう思いますか？」	64
議論を見える化する	「それ書いてもらえますか？」	66
スタッフの反応を予想する	「実際に動いてくれますか？」	68
業務を減らして余裕をつくる	「代わりに何をやめますか？」	70
実行してから考える	「まずはやってみましょう」	72

動かすための決め台詞

概念	決め台詞（行動）	
配置を設計する	「強みを生かせてる？」	74
評価を設計する	「逆にやる気をなくさない？」	76
内的報酬を設計する	「最近褒めてる？」	78
育成を設計する	「それってどんな役に立つの？」	80
組織の空気を認識する	「今ってどんな空気？」	82
組織を推進派，慎重派，抵抗派に分ける	「2：6：2で考えると？」	84
慎重派に推進派のまねをしてもらう	「ラーメン屋の行列できてる？」	86
小さな成功を増やす	「本当に頑張ってるスタッフが報われてる？」	88
抵抗派に時間と労力を使わない	「今，『かまってちゃん』の話してない？」	90
子離れ問題に向き合う	「今，スタッフの邪魔してない？」	92

コラム

- 人を動かすマネジメントの森への招待 ... 52
- ビジョンの映像化のススメ ... 53

本書の使い方

1. 学びは自分の現場の事例に引き寄せよう！

　本書でご紹介する決め台詞やその考え方は，さまざまな分野や職種で応用できるものです。私が従事していた透析医療などの例（もちろんフィクションです）も示していますが，これは医療現場の問題解決をより具体的かつ臨場感を持って学んでいただくための参考例に過ぎません。「この例は，私の分野でいうと，こういう業務の場面かも！？」といったように，常に自分の現場の事例に引き寄せながら学んでください。

2. 知識として覚えるだけではなく，考える力を養おう！

　おいしい料理をつくるためには，良い食材を集めるだけではなく，調理の腕を上げなければなりません。この食材に当たるのが，「知識」です。では，調理の腕に当たるのは何でしょうか？　それは，「考える力」です。自分の頭で考える力を養うことによって，本当の意味で「知識」を使いこなすことができます。本書で学ぶ「決め台詞」を，「知識」として覚えるだけではなく，「考える力」を養うための道具にしてください。

3. 一にも二にも反復練習をしよう！

　能力を開発するために大事なことは反復練習です。10回でダメなら50回，50回でダメなら100回と，ひたすら練習を積み重ねていくしかありません。スキルは「上達する」以前に「慣れる」ことが大切です。本書で学ぶ「決め台詞」をできる限り現場で意識的に使い，経験を通じて反復練習を繰り返してください。

4. 時と場合と人によって使い分けよう！

　私が多くの質問を受ける中で，よく使っている言葉が2つあります。それは「時と場合によりますね」と「人によりますね」です。例えば，管理者の機嫌が悪いだけでも，「今報告するのは止めておこう…」と思うはず。このように，問題解決は「時と場合と人」によってやり方を変えなければならない場面が多くあります。「決め台詞」は，決して魔法の呪文ではありません。だからこそ，「この決め台詞って，どんな時（場合や人）にどうやって使うと良い？　悪い？」と自問しながら学んでください。

5. 決め台詞の文脈を十分に理解しよう！

　そのためにも大事なことは，「決め台詞」の「文脈」を十分に理解することです。一つひとつのシンプルな「決め台詞」は，それをながめているだけでは，意味合いを理解することはできません。ですので，それぞれの「決め台詞」の説明を熟読すると

共に,「この決め台詞にはどんな意味があるのだろう?」と自問し,言葉の背景を把握するようにしてください。

6. 個人学習と組織学習は違うことを理解しよう!

私たち医療者は,ともすると個人学習で満足しがちではないでしょうか。しかし,医療現場は基本的に「組織」で業務を行いますから,個人で学習し自己成長するだけでは不十分です。それどころか,ほかのスタッフと能力や意識の差ができてしまい,それによって思わぬ対立や軋轢が生まれかねません。組織学習は,皆が同じことを学ぶことによって「共通言語」をつくることに意味があります。共通言語があることによって,同じような意識を持つことができるのです。できる限り周りのスタッフを巻き込み,組織で学んでいってください。

① 決め台詞を確認する
決め台詞がどんな役に立つのか考えてみましょう

③ 文脈を理解する
決め台詞の背景にある考え方を学びましょう

④ 効用を理解する
決め台詞の本質的な意味合いを理解しましょう

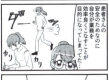

② 使い方をイメージする
自分の業務に照らし合わせながらイメージしましょう

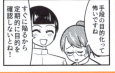

⑤ 3つのポイントを理解する
現場で使う時のコツや注意点などを学びましょう

問題解決の六大大陸（世界地図）

問題解決とは何かを正しく理解する

　問題解決とは何か。そのことを正しく理解するためには，まず問題の定義について考える必要があります。問題とは，「あるべき姿と現状のギャップ」のことを意味します。皆さんも，普段さまざまな業務を行う上で，「これができたら，もっと患者さんのためになるはずだ！」「本当は，もっとこうした方がよいのでは？」といったことを考えることがあると思います。

　一方で，このようなあるべき姿に対して，「でも，実際はこのようなことをやっているよね」と現状に目を向けてみると，両者にギャップ（違い）を感じるはず。そのギャップのことを「問題」と言います。そして，問題の定義が分かれば，問題解決とは何かが分かります。そう，問題解決とは「あるべき姿と現状のギャップ」を埋めることなのです（**図1**）。

問題解決は医療行為そのもの

　実は，医療現場のあらゆる業務は，何らかの問題解決を行っています。例えば，バイタルサインの測定業務は「患者さんに適切な処置を行う」というあるべき姿と「患者さんの状態を把握できていない」という現状のギャップを埋めていますし，配薬業務は「患者さんが最適なタイミングで薬を服用する」というあるべき姿と「患者さんの手元に必要な薬がない」という現状のギャップを埋めていることが分かります。

　このように考えると，問題解決は医療行為そのものと言っても過言ではありません。

問題には悪い問題と良い問題の2種類がある

　私たちは，どうしても「問題は悪いことだ」という意識になりがちです。しかし，それは半分正解ですが，半分不正解であることを**図2**で説明しましょう。

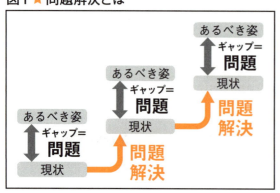

図1 ★ 問題解決とは

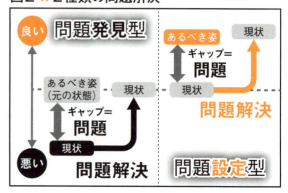

図2 ★ 2種類の問題解決

私たちが普段「問題だ！」と思うような，インシデントやアクシデント，ミス，クレームなどは，左側の「問題発見型」の問題に当たります。つまり，問題なく業務をしていたのに，悪い状況に陥ってしまい，元の状態（通常業務の状態）とギャップができてしまった。そこで，あるべき姿（元の状態）と悪い状況に陥った現状のギャップを埋めようとする。この問題発見型の問題には，例えば「患者さんが転倒した」「配薬ミスをした」「輸液ポンプの設定ミスをした」などがありますが，確かに悪い問題ですから，すぐに解決しなければなりません。

　ただ，これは問題解決の半分に過ぎません。法人のビジョン（例えば5年先，10年先のあるべき姿）を描いたり，部署やスタッフ個人の年間目標を決めたりすることなどは，右側の「問題設定型」の問題に当たります。つまり，現状に何も問題がないのであれば，さらに高いあるべき姿を描き，意図的に問題（ギャップ）をつくり出し，それを埋めていく。この問題設定型の問題は，良い問題です。なぜならば，それを解決すれば医療の質が今よりも高まるからです。

　このように，問題には，悪い問題と良い問題の2種類があるのです。

変化に適応する組織とは問題設定型の問題解決ができる組織

　ここで大事なことは，いくら問題発見型の問題解決を繰り返しても，一時的に下がった医療の質を元に戻しているだけで，現状維持をしているのと同じだということです。いやむしろ，診療報酬の改定（政治）や医療経済の状況（経済），少子・高齢化や人口減少（社会），AIやロボット（技術）など，医療機関が置かれた外部環境は変わり続けますから，現状を維持しているだけでは組織は衰退していってしまいます。

　変化に適応する組織として生き残るには，問題設定型の問題解決ができる組織への変革が必要不可欠なのです。

問題発見型の問題の多くは「人間という生物の問題」

　医療は患者さんの命を直接扱う仕事ですから，問題発見型の問題解決が重要であることは言うまでもありません。そして，そのためにどの医療機関も，本当に尽力して問題解決に当たっていると思います。しかし，問題発見型の問題解決が現実として難しいのは，基本的にその多くが，医療者の能力の問題でも意欲の問題でもなく，「人間という生物の問題」だからです。人間だからこそ間違うし，ミスをするし，忘れもします。疲れることもあるし，眠くなることもあります。だからこそ，人間という生物の問題を，人間自身の力で解決することは難しいのです。

AIやロボットが問題発見型の問題解決の質を飛躍的に向上させる

　では，何が多くの問題発見型の問題解決を担っていくべきなのでしょうか。それは，

AIやロボットなどのテクノロジーです。画像診断やバイタル測定，音声アシスタントの領域に留まらず，人間以上の眼を持ったAIやロボットがさまざまな知的労働や肉体労働に関する業務を担っていくようにするのです。そうすることによって，これから問題発見型の問題解決の質が飛躍的に向上していくでしょう。

問題設定型の問題解決によって，テクノロジーと共生する医療現場を実現する

　そして，そのために重要なのが，実は問題設定型の問題解決です。現状に満足することなく，AIやロボットなどのテクノロジーと共生する医療現場をあるべき姿として描き，そのギャップを埋めていきます。このような問題設定型の問題解決を行うことによって，問題発見型の問題解決に大きく貢献していくことができるのです。

　ここで大事なことは，このような世界が来るのをただ待っているのではなく，自分たちの未来を自分たちで描き，積極的に実現していかなければならないということです。だからこそ問題設定型の問題解決ができる組織へと変革していくことが必要不可欠なのです。

テクノロジーと共生する医療現場の未来を描く先に，医療者としての本質的な強みが見えてくる

　高度な専門職である私たち医療者の本当の強みは何でしょうか。

　それは，実はテクノロジーと共生する医療現場の未来を描く先に見えてきます。AIやロボットが人間でなくてもできるさまざまな業務を担えば，結果的に医療者（人間）にしかできない業務が残るからです。医療者にしかできない業務は，言い換えれば専門職としての本質的な強みを生かした業務です。これこそが私たちが本当にやりたかったことのはずです。

　だからこそ，問題解決する組織（変化に適応する組織）への変革は，私たちが本当にやりたかったことを見つける旅でもあるのです。

問題解決の世界地図は六大大陸から成る

　ただ，問題解決の旅をするには，迷子にならないための地図が必要不可欠です。それが，六大大陸から成る世界地図です（**図3**）。

　問題解決の旅は，まず「誰のため？　何のため？」に旅するのか（目的）を明確にすることから始まります。次に，その目的を満たすために，どこから（現状）どこへ行きたいのか（あるべき姿），つまり旅の出発地と目的地を決めます。すると，その旅で訪れなければいけない観光スポット（問題）があることが分かるので，その観光スポットを巡るアイデア（原因）を集め，旅のしおり（対策）を完成させるのです。

図3 ★ 問題解決の六大大陸（世界地図）

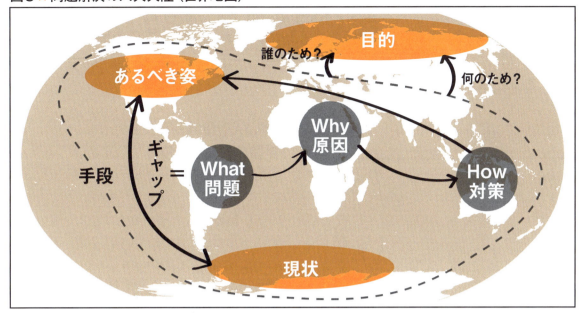

　この旅のしおりが適切なものであれば，実際に旅をしても迷子にならずに出発地（現状）から目的地（あるべき姿）までたどり着き，旅の目的を満たすことができます。

あらゆる問題解決の議論は六大大陸で整理できる ★

　この問題解決の世界地図が使い勝手が良いのは，あらゆる問題解決の議論を六大大陸で整理できるからです。

　例えば，「患者さんのためなら当然です！」という意見は目的についての話ですし，「患者さんから訴えがあったのでバイタルを測ってみると…」という意見は現状について，「1人で緊急対応できることを目指して…」という意見はあるべき姿について，「血圧が下がりました！」という意見は問題について，「治療条件が合っていないからだと思います」という意見は原因について，そして「治療条件を変更します」という意見は対策について，それぞれ考えています。

　このように，問題解決の世界地図を手元に置いておけば，「本来どこの議論をすべきなのか？」「今どこの議論をしているのか？」などを明確にすることができるのです。

六大大陸の完全踏破を目指して ★

　問題解決の世界地図をながめると，大陸はたった6つしかありません。ただ，実際に問題解決を実践していくと，それぞれの大陸がいかに広大かが分かってきます。それでも，皆さんの目の前にいる患者さんを本気で救いたいと願うのであれば，その広大な大陸を1つずつ踏破しながら，世界旅行を遂げなければなりません。

　「千里の道も一歩から」と言います。本書で，問題解決の世界地図のそれぞれの大陸での基本的な過ごし方を理解しながら，問題解決を導く40の決め台詞を学びましょう。

考える ための決め台詞

誰のため？ 何のため？
〔目的を押さえる〕

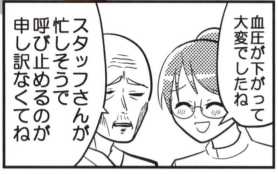

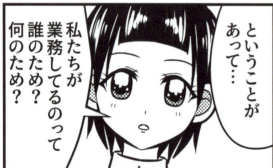

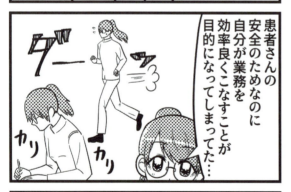

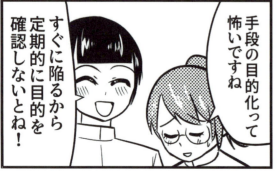

多くの人や組織がはまる「手段の目的化」の罠

　問題解決とは，あるべき姿と現状のギャップを埋めることですが，あくまでもそれは手段に過ぎません。問題解決で一番大切なことは，「誰のため？　何のため？」にそれを行う必要があるのか，つまり目的をはっきりさせることです。ここで多くの人や組織がはまってしまう罠が「手段の目的化」です。

　ある施設では，午後の時間帯になって続々と治療の終了業務が始まり，今日もスタッフは皆，息をつく暇もないほど忙しく動き回っていました。そんな中，患者Aさんの血圧が下がってきていましたが，幸い，大きな変動もなく無事に治療が終了しました。その後，担当スタッフBさんがAさんのところに行き「血圧が下がって大変でしたね」と声をかけたところ，Aさんは次のように告げました。「実は，ちょっと前から気分が少し悪かったんだけど，スタッフさんが忙しそうで，呼び止めるのが申し訳なくてね」。

　医療者は皆，できる限り患者さんに苦痛や不安の少ない治療を受けてもらいたいと心から願っていますし，Bさんも例外ではありませんでした。しかし，目の前の業務に追われ，結果的にAさんにスタッフを呼び止めることを躊躇させてしまった。Bさんは，いつの間にか業務（手段）をこなすこと自体を目的化してしまっていた自分に気づかされました。

人はより身近な物事を目的化してしまう

　この「手段の目的化」は，実際に問題解決を行う上でも起こります。その典型的な例が「**問題解決シート**」(P.95奥付の上参照)です。問題解決シートはノンテクニカルスキルを組織学習してい

る多くの医療機関で使われていますが，これは本来「考える力を養うため」の道具です。人は目に見えないものを意識し続けることができない生き物ですから，問題解決の考え方に慣れるためにシートを使っているに過ぎません。しかし，このシートを使い続けていると，使うこと自体が目的化してしまい，「シートがなければ問題解決できない」「シートを使う場面だけ問題解決すればよい」といった考え方に陥りやすくなります。

人は目に見えやすいもの，触れる機会が多いものなど，より身近な物事を目的化してしまう傾向があるととらえて，「手段の目的化」を防がなければなりません。

決め台詞「誰のため? 何のため?」の効用

このような「手段の目的化」の罠から抜け出すための決め台詞が，「誰のため? 何のため?」です。先ほどの例では，Bさんから報告を受けた管理者Cさんは「私たちが業務をしてるのって誰のため? 何のため?」と問い，Bさんが「患者さんの安全のためなのに，自分が業務を効率良くこなすことが目的になってしまっていた…」と気づく機会を提供することが大切です。このように，この決め台詞は，目的を押さえることによって，何が正しい行動かを考えるために役立つのです。

★決め台詞を使う時の3つのポイント★

①「誰のため?」は慎重に使おう!

実際にほかのスタッフに対して「誰のため?」という決め台詞を使う際には，時と場合を慎重に選んでください。なぜなら，ほかのスタッフの痛いところを突くことになるからです。医療者たるもの，「実は自分のための業務になっていませんか?」と問われて「はい」と答える人はまずいませんし，そのことに気づいたとしてもなかなか言えないでしょう。ですから，そのような痛いところを突かれると，自分を守るために「私が悪いってことですか!?」と反論せざるを得ないのです。

ここで大切なのは，「あなた（たち）」ではなく「私たち」を主語にすること。「そもそも，私たちは誰のために問題解決しようとしてるの?」というように，自分自身を含めたスタッフ全体を主語にして問いかけることによって，批判が直接スタッフ個人に向かないようにします。

②目的と手段は往復運動しよう!

「手段の目的化」は避けなければなりませんが，目的をはっきりさせるだけでは願望を語っているに過ぎません。問題解決で大事なのは，目的と手段（現状，あるべき姿，問題，原因，対策）を往復運動することです。先の例で言えば，業務の流れを優先したいのか業務の質を優先したいのかによって，現状の認識も変わればあるべき姿の描き方も変わるということです。それぞれの手段を考える際は，何度も目的に戻りながら考えることを習慣づけましょう。

③「掲げる理念」ではなく「使う理念」にしよう!

医療機関全体の問題解決を考える時に，その目的に当たるのが「理念」です。理念と言うと額に入れて壁に飾ってあるものというイメージがありますが，理念の本当の価値は，「決められないことを決める時の判断基準にする」ことにあります。スタッフでは判断しきれない場合や，スタッフ間で相容れない価値観の違いから解消できない対立が起こっている場合などに，法人組織としての判断基準となるのが理念です。したがって，掲げる理念ではなく，使う理念としてとらえてください。

考えるための決め台詞

順番に教えて〔現状を把握する〕

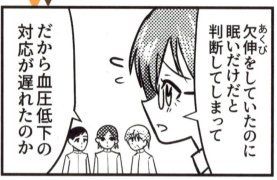

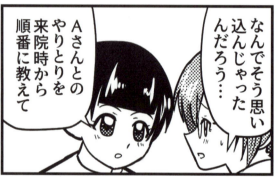

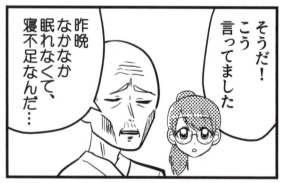

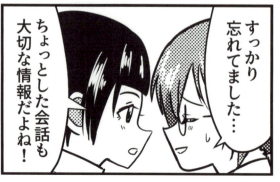

人は見たいものだけを見る生き物である

　目的を押さえながら問題解決について考えていく上で，次に行わなければならないのは，現状を正しく把握することです。基本的に，問題や原因は現状の中に存在していますから，現状把握に漏れがあると，問題や原因も漏れてしまう可能性があります。

　しかし，人は見たいものだけを見る生き物ですから，実際にあった出来事でも，自分にとって都合の悪いことからは目を背けようとします。そして，現状を一部しか把握せずにあいまいな問題解決を考えてしまい，結果として，同じような問題がまた起こってしまうのです。このことについて次の例で考えてみましょう。

　治療中の患者Aさんの状態が急変しましたが，適切な緊急対応によってすぐにバイタルサインも安定し，自覚症状も改善しました。治療後，スタッフ間で問題解決を話し合ったところ，負担の大きい治療条件を設定したことが原因だという結論に至りました。しかし実は，担当スタッフBさんは，Aさんが急変する15分ほど前から，頻回に欠伸をしていることに気づいていたのにもかかわらず，「眠いのかな」と様子観察のままにしてしまっていたのです。もしこのことを今話せば，「どうしてその時にすぐに対応しなかったの!?」と管理者に叱られることは目に見えています。Bさんは話し合いの中でこの事実を伝えることを躊躇していました。

　これが，現状を把握する難しさです。「頻回の欠伸を様子観察のままにした」という原因が漏れたままいくら考えても，正しい問題解決はできないのです。

出来事の登場人物を全員洗い出す

さらにはまりがちな罠が，特定の人物の立場でしか現状を把握しようとしないことです。先の例で言うと，AさんやBさんだけでなく，周りのスタッフやその日のリーダー，管理者，担当医なども一連の出来事にかかわっていたはずです。隣の患者さんを担当していたスタッフCさんも，Aさんの頻回な欠伸に気づいていたのに，Bさんにわざわざ伝えなくてもよいと考えていたのかもしれません。あるいは，その日のリーダーは，Aさんが前回も同様に頻回な欠伸の後に血圧が低下したことを知っていながら，それをBさんに伝え忘れたかもしれません。

このように，人によって見ている景色（現状）は違うからこそ，登場人物を全員洗い出す必要があるのです。

決め台詞「順番に教えて」の効用

その上で，それぞれの視点から出来事の全体像を把握していくための決め台詞が，「順番に教えて」です。ありがちなのが，目立つ場面だけに注目してしまうことです。先の例で考えてみましょう。

BさんがAさんの欠伸を見過ごしていたことを伝えたとします。すると，今度はその見過ごした状況ばかりに注目してしまいます。しかし，実はBさんは，Aさんが来院した時に「昨晩なかなか眠れなくて，寝不足なんだ…」と話していたので，頻回に欠伸をしていても「今日は寝不足と言っていたから，眠いのだろうな」と思い込んでしまったのも無理はないのかもしれません。

だからこそ，「Bさん，Aさんとのやりとりを，来院時から順番に教えて」と，時間をさかのぼって事実を把握することが必要なのです。

★決め台詞を使う時の3つのポイント★

①文字や言葉だけではなく，映像で現状を把握しよう！

現状を把握すると言うと，「13：00 患者Aさんの血圧が低下」と，すぐに文字や言葉だけで表現してしまいがちです。しかし，実際に起こった出来事は，文字や言葉だけでは表現しきれません。なぜなら，現実の世界は立体的な空間の中で時間が流れ続ける「3D動画の世界」だからです。

私たちが理解すべきことは，その3D動画の世界で起こった出来事ですから，文字や言葉だけではなく，より現実世界を表現できる映像として把握しなければなりません。

②文明の利器を使い倒そう！

そのために重要なのは，いかにスマートフォンやタブレットなどを活用するかです。私がかかわっている医療機関でも，現場を撮影した動画や画像を見ながら現状を把握し問題解決を行っているところがあります。当然のことながら，文字や言葉だけで情報を共有するよりも比較にならないくらい多くの情報を共有することができています。

「次の問題解決の議論の際は，動画や画像を使って現状を説明してください」というように，文明の利器を積極的に使うことをお勧めします。

③「現地」「現物」「演技」の3点セットを生かそう！

一方で，現状を最も正しく理解できるのは，やはり現地・現物です。ともすると，問題解決は会議室の中だけで行いがちですが，実際に問題が起こった場所に行き，そこにあるものを見ながら，自分たちが当事者の立場で動いて確認することがとても大切です。

「現場に行って考えてみましょう」「実際にやってみましょう」というように，できる限り「現地」「現物」「演技」に基づく問題解決をしていってください。

考える ための決め台詞

どうなりたいの？
〔あるべき姿を描く〕

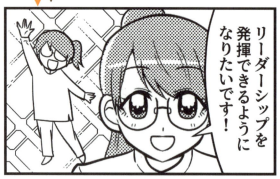
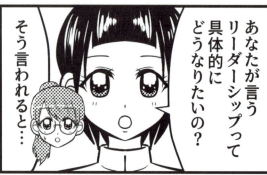
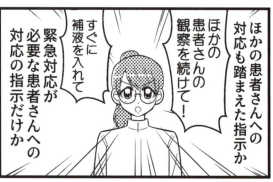
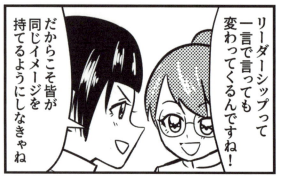

あるべき姿を描いてる？

　一般的な問題解決でありがちなのは，あるべき姿を描かず，すぐに対策を考えてしまうことです。しかし，問題解決とはあるべき姿と現状のギャップを埋めることですから，あるべき姿が描かれていなければ，正しい問題解決はできません。そして，ここで難しいのは，現状は事実に基づいて見ていけばよいのに対して，あるべき姿は誰も見たことのない理想の未来をイメージしなければならないということです。

　病棟から透析室へと異動になったスタッフAさんの指導に当たることになったスタッフBさん。「じゃあ，まずはプライミング（ダイアライザと呼ばれる血液透析器や血液回路内を生理食塩液などで洗浄・充填する業務）から教えていきますね」と指導を始めました。すると，管理者Cさんから「まずは治療中に患者さんにどんなことが起こる可能性があり，どんな対応が必要で，なぜそれをすべきなのかを教えるのが先でしょ！」と指摘されてしまいました。

　ではなぜ，BさんとCさんの意見の違いが生まれたのでしょうか？　それは，Aさんにどうなってもらうのが理想なのか，つまり「あるべき姿」がずれているから。Bさんは「プライミング業務をこなしている姿」，対してCさんは「緊急時にすぐに対応している姿」をあるべき姿として描いているからなのです。

あるべき姿も映像でイメージする

　このあるべき姿を描く上でも陥りがちな罠があります。それは，現状と同じく文字や言葉だけで表現しようとしてしまうことです。

　例えば，患者さんへの治療中の緊急対応におい

て，あるべき姿を「リーダーシップを発揮できるようになる」と表現したとします。皆さんは，この表現だけで具体的な場面をイメージできますか？　あるべき姿は，未来の3D動画の世界です。「リーダーシップを発揮できるようになる」といった文字や言葉だけではなく，「Aさんは治療を中断させて，すぐに補液を入れて！」「Bさんは足を挙げて！」「Cさんは膿盆を準備！」と次々に指示をしているようなリーダーの姿をイメージできなければなりません。

決め台詞「どうなりたいの？」の効用

あるべき姿を描くことは，現状を把握することよりもスタッフ間でずれやすいのが特徴です。私がかかわっている医療機関でも，ある事例の問題解決の振り返りをしている時に，改めてあるべき姿を考えてもらうと，さまざまな意見が出てきます。あるべき姿を共有せずに問題解決をするのは，行き先を決めずに旅に出るのと同じです。だからこそ大事なのは，「どうなりたいの？」という決め台詞です。

先の例で言えば，「リーダーシップを発揮できるようになる」というあるべき姿が，緊急対応が必要な患者さんへの対応の指示だけか，「Dさんは血圧が下がりやすいEさんとFさんの対応をお願い！」「Gさんはほかの患者さんの観察を続けて！」というようにほかの患者さんへの対応も踏まえた指示かを明らかにする。そのためにも，「あなたが言うリーダーシップって，具体的にどうなりたいの？」と問いかけることが大切です。

★決め台詞を使う時の3つのポイント★

①まずは想像力を鍛えよう！

当然ながら，医療行為は根拠に基づいて行われなければなりません。しかし，この大前提があるがゆえに，「根拠のないことは想像してはいけない」と思い込みがちです。あるべき姿は未来をイメージする世界ですから，根拠を求めても，それが本当に正しいのかどうかは誰にも分かりません。根拠を求めるのは，いったん想像した後からでもよいはず。まずは根拠の有無に関係なく，未来をイメージする想像力を鍛え，あるべき姿を描く力を高めましょう。

②実際にやってみてもらおう！

あるべき姿を描こうとすると，「最適な医療を提供したい」「安全・安心な療養生活を送ってもらいたい」など，抽象的な表現になりがちです。ですから，「どういった医療が最適なのか，実際にここでやってみてくれる？」といった問いかけをしながら，具体的にイメージするようにしてください。

③自組織の強みとテクノロジーを生かしたビジョンを描こう！

医療機関全体の問題解決を考える上では，法人組織が（例えば10年後に）たどり着きたいあるべき姿であるビジョンを描くことが，極めて重要です。その上で，私はいつも「ビジョンには2つの要素が含まれていなければなりません」と，施設のトップなどにお伝えしています。

2つの要素とは，「本質的な強み」と「AIやロボットなどのテクノロジー」です。激変する環境に適応して生き残るためには，ほかの医療機関に対して持続的な競争優位性となる，専門性の高い本質的な強みが必要不可欠です。そして，スタッフ一人ひとりがその専門性を磨いていくために，人間（専門職）がやらなくてよい業務を担うAIやロボットの存在が欠かせません。つまり，高い専門性を持ったスタッフと，それをサポートするAIやロボットが共生する具体的なビジョンを描いておくことが大切だということです。

考える ための決め台詞

本当の問題って何？
〔問題を考える〕

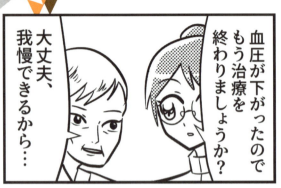
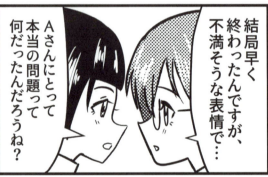
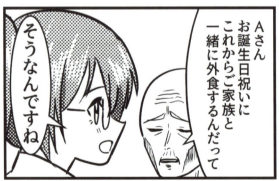
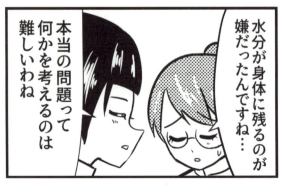

本当の問題を考えるのは難しい!?

「私は問題だと思っているのに，ほかのスタッフはそう思ってくれないんですよね」。このような話をよく聞きます。人によって問題意識が違うのはなぜでしょうか？

その理由は，①現状の認識がずれている，②あるべき姿の描き方がずれている，③その両方，この3つが考えられます。したがって，スタッフ間や患者さんと問題意識を共有するためには，これらのずれをすり合わせなければなりませんが，「言うは易く行うは難し」。現場での出来事は，それほど単純ではありません。

スタッフBさんは，30分ほど前から治療中の担当患者Aさんの様子が気になっていました。血圧が急に下がってきていることに加え，欠伸が頻回にあり，下肢もつりかけていたからです。この状況を医師に報告したところ，早めに治療を終了する指示が出たため，Bさんは「血圧が下がったので，もう治療を終わりましょうか？」とAさんに伝えました。しかしAさんは，「大丈夫，我慢できるから…」と言って治療を続けたい様子。結局，15分早く治療を終えることになり，Aさんは不満な表情のまま帰宅しました。

治療終了前，Bさんにとっての問題は血圧が低下したことでしたが，Aさんにとっての問題はそのこと自体だったのでしょうか？ 実はその日，Aさんの誕生日祝いに家族全員で外食をすることになっていました。Aさんは，せっかくの食事を楽しみたいので，水分が身体に残るのが嫌だった。もし，このことがAさんにとっての本当の問題だったとしたら，両者の間に問題意識のずれが起こっているということが分かります。これが，本当の問題とは何かを考える難しさです。

患者と医療者で問題意識がずれる背景を理解する3つの視点

この例が意味するのは、同じ出来事にかかわっていても、人によって見ている景色（現状）が違えば、理想の未来（あるべき姿）も違うということを理解する必要があるということです。患者さんと医療者で問題意識のずれが起こりやすい背景を理解するための3つの視点があります。

1つ目は、「専門的な知識の差」。当然ですが、医療者側は専門的な知識を持っているため、専門的な現状やあるべき姿を描くことができます。2つ目は、「かかわる時間の差」。患者さんが過ごす24時間365日の生活の中で、医療者がかかわる時間は限られており、現状をすべて理解することはできません。3つ目は、「利害の差」。患者さんは「自分自身」、ご家族は患者さんを含めた「家族の代表者」としてかかわるのに対して、医療者は「自施設の代表者」としてかかわると、互いの利害が一致しないこともあるでしょう。

決め台詞「本当の問題って何？」の効用

このように問題意識が異なる中で、私たち医療者は「目に見えるもの」「最近起こったこと」「興味があること」「専門的なこと」などに意識が向いてしまい、つい表面的な問題をとらえてしまいがちです。この時に役立つのが、「本当の問題って何？」という決め台詞です。先の例で言えば、「なぜAさんは、なかなか治療を終えたがらなかったのだろう？　本当の問題って何だろう？」と自問することによって、上述のような偏った視点から抜け出しやすくなります。

★決め台詞を使う時の3つのポイント★

①できる限り現状とあるべき姿を洗い出そう！

現状を網羅的に把握していなければ、あるべき姿を描くこともできず、問題も見えてきません。したがって、まずは登場人物の視点ごとに、現状とあるべき姿を映像レベルで洗い出しておく必要があります。そして、この2つを照らし合わせながら、どこに問題（ギャップ）があるかをすべて見つけていきます。このようにして、問題の候補を集めてから「本当の問題って何？」と問いかけ、問題を絞っていきます。

②言葉だけでなく行動を観察しよう！

患者さんの中には、医療者への遠慮から、本当のことを言えない方もいるのではないでしょうか。それゆえに医療者が患者さんの気持ちを聞こうとしても、本人からは本当のことは聞けないかもしれません。だからこそ、人の言葉だけでなく行動を観察することが大切です。先の例で言えば、もしAさんがスタッフに見つからないように欠伸をする姿を見た時、「なぜ欠伸を隠そうとしているんだろう？」と考えてみることが重要です。

③多様な意見を取り入れよう！

私たち医療者は、職種ごとに色眼鏡をかけています。元々は臨床工学技士である私は、やはり工学的な視点で医療現場を見てしまいがちです。思い込みにとらわれずに問題をとらえようと努力しても、自分の職種の眼鏡の色に染まった現状やあるべき姿を映し出してしまうこともあります。

だからこそ大事なことは、違う色眼鏡をかけた人と協力して景色を見てみること。これが、多職種連携（多様性）の価値です。ただし、多職種で考えればよいというだけでは、互いの主義主張が対立しやすくなります。大事なことは、色眼鏡の数だけ真実があるということを、互いに理解しておくことです。

なぜ？ ほかには？
〔原因を考える〕

考えるための決め台詞

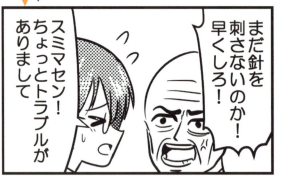
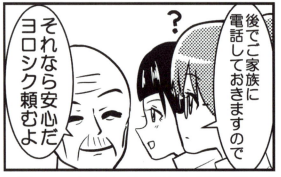
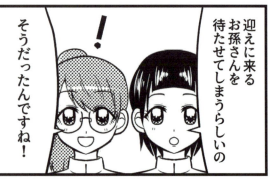
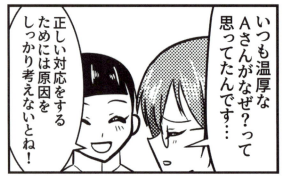

原因を考えるとはどういうことか？

本当の問題を明確にした後は原因を考えていくのですが，これには２つの意味があります。

１つは，良い対策を考えるための「アイデア集め」です。患者Ａさんは，なかなか治療が始まらないことに業を煮やし，「まだ針を刺さないのか！　早くしろ！」と怒っています。担当スタッフＢさんは，この問題に対して深く考えずに「遅れている理由を説明して謝る」という対策を取りました。しかし，これで本当に問題は解決できるのでしょうか？

実は，Ａさんにはその日２年ぶりにお孫さんと会う予定があり，治療が終わる時間に施設まで来てくれることになっていたのです。治療が始まるのが遅れれば，お孫さんを外で待たせてしまうので，クレームを言わざるを得なかったとしたらどうでしょう。お孫さんとの約束を知っていたら，Ｂさんが取るべき対策は，謝るだけでなく，せめてお孫さんを待たせないように「治療が終わる時間が遅くなることを連絡する」ことであるはずです。これが，原因を考えるのが「アイデア集め」である理由です。

もう１つは，スタッフ間の対立を防ぐための「納得感づくり」です。Ａさんの治療が始まってすぐ，Ｂさんはご家族に連絡するために，近くにいたスタッフＣさんに「ちょっと電話をかけてくるので，Ａさんを観ていてもらえますか？」と依頼して，その場を離れました。しかし，電話をかけに行く理由を知らないＣさんはこう思いました。「Ａさんは治療の始めごろに血圧が下がりやすいのになぜ今電話をかけに行かなきゃいけないの!?」と。このように，スタッフがある業務をしている時，今それをしなければならない理由を共有

していなければ，ほかのスタッフは納得できずに批判をしてしまうことがあるのです。これが，原因を考えるのが「納得感づくり」でもある理由です。

決め台詞「なぜ？ ほかには？」の効用

問題解決は，「問題」→「原因」→「対策」の順番で考えるのが基本ですが，実際は「問題」からすぐに「対策」にいってしまいがちです。ここで役立つのが，「なぜ？」という決め台詞です。

先の例で言えば，「Aさんから治療が始まるのが遅いとクレームがあった」という問題に対して，すぐに対策を考え実行するのではなく，「いつも温厚なAさんが，なぜ今日に限ってクレームを言ったのだろう？」と考えることによって，「お孫さんを待たせてしまう」といった原因を見つけ出し，それに応じた対策を考えることができます。一方で，抜け漏れなく原因を洗い出さなければ，正しい対策を考えるためのアイデアが不足してしまいます。

そこで役立つのが，「ほかには？」という決め台詞です。この言葉を使い別の視点で原因を考える意識を持つことで，「お孫さんと会う時間が減る」といった新たな原因がないかを探すことが大切です。

★決め台詞を使う時の3つのポイント★

①原因を人のせいにすると全員を不幸にする！

私は講演などでよく，「皆さんは，原因を誰かのせいにしてハッピーになった経験をしたことはありますか？ 私はありません。原因を人のせいにすると全員を不幸にしますよ」と話しています。ほかのスタッフを批判すると，自分が同じ立場になった時に批判され，憎しみが憎しみを生むからです。

「なぜ？」という言葉は，犯人ではなく原因を探すために使う言葉です。この考え方を共有するためにも，話し合いなどの際に「原因を人のせいにすると全員を不幸にする」という言葉を貼り出しておくと役に立つでしょう。

②「人が足りない」「業務が忙しい」を言い訳に使わない！

医療機関のさまざまな問題解決でよく挙げられる原因が，「人が足りない」「業務が忙しい」という2つです。しかし，安易にこれらを原因にしてしまうと，「人が足りない。だから，人を採用しない病院が悪い！」「業務が忙しい。だから仕方ない！」と，問題を解決できない（しなくてもよい）言い訳にして考えることを止めてしまいます。だからこそ，「人不足のほかには原因はないの？」「どの業務がどう非効率なの？」というように，考えさせるための問いかけを行ってください。

③「なぜ？」は繰り返すよりも具体的に！

実は，安易に「なぜ？」を繰り返すのは注意が必要です。理由は簡単で，「なぜ？」を繰り返すほど，原因がかけ離れたり複雑になったりして混乱しやすいからです。

例えば，こうです。「お孫さんを待たせてしまう」→なぜ？→「業務の効率が悪いから」→なぜ？→「リーダーのリーダーシップが足りないから」→なぜ？→「リーダー育成の教育がないから」と考え，「リーダー研修を行う」という対策を立てる。それ自体は良いことかもしれませんが，Aさんに起こっている問題を解決する対策としてはかけ離れてしまいました。

ここで大事なのは，お孫さんを待たせてしまうというのは具体的にどういうことなのかを把握し，具体的な対策を考えることです。「なぜ？」は繰り返すよりも，具体的に考えるということをお勧めします。

誰が，いつ，何をするの？
〔対策を考える〕

考えるための決め台詞

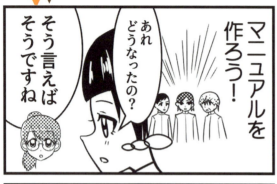

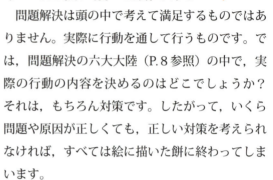

対策が正しくなければ，すべては絵に描いた餅である

　問題解決は頭の中で考えて満足するものではありません。実際に行動を通して行うものです。では，問題解決の六大大陸（P.8参照）の中で，実際の行動の内容を決めるのはどこでしょうか？それは，もちろん対策です。したがって，いくら問題や原因が正しくても，正しい対策を考えられなければ，すべては絵に描いた餅に終わってしまいます。

　では，問題解決を絵に描いた餅から食べられる餅に変えるために大切なことは何でしょうか。それは，対策に「何をやるのか？」だけでなく，「誰がやるのか？」「いつやるのか？」も盛り込むことです。「この前のミーティングでマニュアルを作ることが決まったよね？　どうなったの？」といった会話をよく耳にします。なぜ決めたはずのことが行われないのでしょうか。それは，担当者（対象者）と期限（期間）を決めていないからです。いかにマニュアルが有用であろうと，実際に作って使わなければ意味がありません。

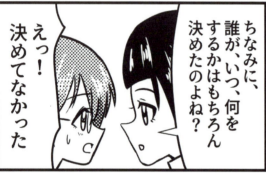

　対策を考えるというのは，「やった方がよい」「やるべきだ」といった希望や願望ではなく，行動計画を立てることです。「Aさんが来週の月曜日の9時までに…」というように，担当者（対象者）と期限（期間）を盛り込んだ具体的な対策を考える必要があります。

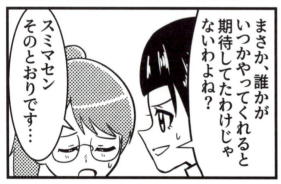

「注意しましょう！」は対策ではない

　対策に担当者（対象者）と期限（期間）を盛り込んでおくことは大切ですが，問題を解決できるかどうかの決め手は，行動の内容です。

　医療安全では，すぐに「注意しましょう！」「気

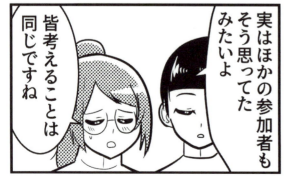

をつけましょう！」「確認しましょう！」といった対策が挙げられますが，実はこれは対策ではありません。なぜなら，具体的な行動に移すことができないからです。「注意する」「気をつける」「確認する」とは，具体的にどう行動するのかが分からないので，意識の話で終わってしまうのです。

「点滴中の患者さんの留置針が抜けかけていた」という問題が起こったとします。この原因を考えたところ，「3カ所のテープ固定のうち，留置針の部分の固定が不十分で，テープと留置針の接触面積が少ない固定の仕方になっていた」ことが分かりました。そこでリーダーが，穿刺したスタッフに「もっと注意してテープ固定するように！」という対策を伝えたところで，果たしてそのスタッフは具体的な行動に移すことができるでしょうか？　リーダーがこのスタッフにしっかり行動してもらいたいのであれば，「留置針のテープは，接触面積が増えるようにΩ型に固定しなさい！」といった具体的な指示をしなければなりません。そうすることによって，初めて「注意する」ことができるようになるのです。

決め台詞「誰が，いつ，何をするの？」の効用

「担当者（対象者）」「期限（期間）」「行動（内容）」という3つを対策に盛り込むための決め台詞が，「誰が，いつ，何をするの？」です。この決め台詞は，「人は弱い生き物である」という前提に基づいています。つまり，「担当者（対象者）を決めなければ，自分ごととしてとらえられない」「期限（期間）を決めなければ，つい先延ばしにしてしまう」「行動（内容）を決めなければ，意識の話に逃げてしまう」といった，人の弱さを補うための決め台詞なのです。

★決め台詞を使う時の3つのポイント★

①まずはあいまいな対策からでOK！

最初の例で言えば，まずは「マニュアルを作る」というあいまいな対策を挙げてから，「では，誰が，いつ，何をすればよいですか？」と問い，「Aさんが，来週の月曜日までに，○○学会が作成しているマニュアルを参考に，自施設の業務に合ったマニュアルを作成する」というように具体的にしていきます。このように，「あいまいな対策→3つの視点を盛り込んだ具体的な対策」の流れで考えてください。

②対策を実行したら現状があるべき姿に変わるかをイメージしてみよう！

問題解決において，対策とはあるべき姿と現状のギャップ（問題）を埋めるための行動の計画です。ということは，対策が正しいのであれば，それを実行すれば問題は消えてなくなり，現状があるべき姿に変わるはずです。ですから，実行する前に一度これらをイメージしてみてください。はっきりとイメージできないようであれば，もう一度六大大陸すべてを見直してください。

③対策が複数ある時は優先順位を決めよう！

複数の対策を立て，それらを一気に実行することが難しければ，優先順位を決める必要があります。優先順位を決める判断基準はいろいろありますが，汎用性が高いのが，「重要度（効果が高いか？）」と「緊急度（すぐに取り組む必要があるか？）」です。

ここで大切なのは，重要度が高い対策は，実行することが難しかったり，実行する中で新たな問題が起こってくる可能性があるということです。その場合は，あえて重要度が低い対策から実行していくという方法も考えられますので，時と場合に応じて，どの対策から実行すべきかを決めましょう。

考える
ための決め台詞

大事なことは？
〔教訓を引き出す〕

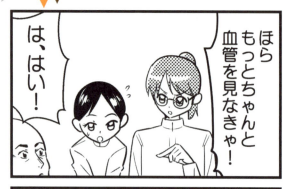

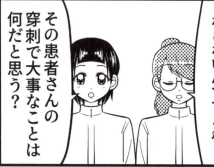

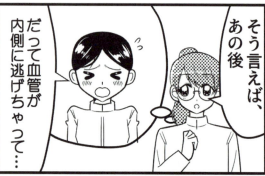

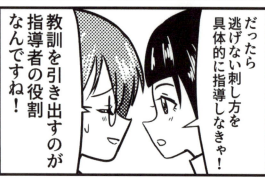

なぜ人は失敗を繰り返すのか？

穿刺を失敗した際，うまくいかなかった理由を振り返ると，「挿入する位置を誤った」「角度をつけすぎていた」「血管の押さえ方が甘かった」など，さまざまなことが挙げられます。例えば，ある患者さんに行った穿刺の失敗の原因が血管の押さえ方が甘かったからであるにもかかわらず，次に穿刺する際この教訓を生かすことなく血管の押さえ方を工夫しなければ，また同じ失敗を繰り返してしまいます。

このことから分かることは，人が失敗を繰り返してしまうのは，過去の経験を振り返り教訓を生かしていないためだということです。

料理がおいしいかどうかは
食べてみなければ分からない

私は，「問題解決プランを作ったのですが，このプランが正しいかどうかを判断する方法はありますか？」といった質問をよく受けます。この時の返答はいつも同じで，「実行してみたら分かりますよ」です。

ハンバーグを作る時，ひき肉に混ぜる塩の量を知りたければ，実際にいくつか作って食べ比べてみればすぐに分かります。問題解決も同じで，医療が生身の人間を対象としている以上，何が正しい問題解決なのかは，結局のところ実行し経験してみなければ分かりません。いかに実行に移し，その経験を振り返って教訓を得ていくかが大切になるのです。

命にかかわる医療は
プランが最も大事

ここで勘違いしがちなのは，「実行しなければ分からないのであれば，プランを立てても意味がない」と思ってしまうことです。患者さんの命に

かかわる重大な行為を担う医療において，プランも立てずに正しい治療や療養を提供することなどできるでしょうか。医療において，「実行はプランに従う」ことが大切であり，そのプランの質を高めるためのコツこそが，実行を振り返ることで得られる教訓なのです。

このように考えると，「これからはPDCAでなく○○○○だ！」といったプラン軽視の考え方がいかに危険なのかが分かるはずです。歴史を振り返っても，「プランなき実行」がいかに悲劇を生んできたか。私たちは，先人たちの教訓を生かさなければなりません。問題解決は，あくまでもPDCAを回し続けることに尽きるのです。

決め台詞「大事なことは？」の効用

では，問題解決プランを実行した結果を振り返りながら，どのように教訓を引き出していけばよいのでしょうか？　そのための決め台詞が，「大事なことは？」です。

先の例で言えば，「血管の位置を確認し，針を持つ手とは逆の手で，皮膚を斜め下側に引っ張って血管を固定しながら穿刺したが，血管が内側に逃げて針を血管内に留置できなかった」のであれば，「この患者さんの穿刺で大事なことは何だろう？　それは，『血管が内側に逃げやすい』『今回の方向や強さで皮膚を引っ張っても血管を固定しきれない』ということだな」といった教訓を得なければなりません。このように，「大事なことは？」という言葉を使うことによって，具体的な出来事が「抽象化」され，その結果，次の経験（この例で言えば次回の穿刺時）に適応するための教訓を引き出すことができるのです。

★決め台詞を使う時の3つのポイント★

①評価ではなく振り返りを！　批判ではなく教訓を！

私は，少し前から「評価」という言葉ではなく，「振り返り」という言葉を使うようにしています。なぜなら，「評価」にはどうしてもネガティブなイメージがあるからです。私たちがやりたいことは，教訓を引き出すことであって批判することではありません。にもかかわらず，実行した結果を「振り返る」と，いつの間にか「評価」に変わり，「ちゃんと血管を確認しなかったのが悪い！」といった批判になってしまいます。したがって，「大事なことは？」と問う前に，何のために振り返りを行うのかをスタッフ間で共有しておきましょう。

②教訓を抽象化しすぎない！

よくあるのが，「今回の事例で大事なことは…」と考えていくと，結果的にありきたりな内容になってしまうことです。先の例でも，「血管が逃げやすい」という教訓だけでは，どう逃げるのか，どのように固定すると逃げにくいのかが分からないため，次の穿刺の際の教訓になりにくいでしょう。大切なのは，抽象化しすぎないこと。特に「ちゃんと確認する」「しっかり伝える」「正しく行う」など，あいまいな内容になってしまった場合は，「具体的には？」と問いかけ，教訓として生かせるレベルまで具体化してください。

③「一番」という言葉を付け加えてみよう！

一方で，「大事なことは？」と問うだけでは，本当に大事なことではないにもかかわらず，「あれも大事」「これも大事」と言っているうちに，最終的に全部が大事なことになってしまいます。これを防ぐには，「一番大事なことは？」と，「一番」という言葉を付け加えることが大切です。すると，いろいろな教訓の中で優先順位をつけざるを得なくなり，本当に大事な教訓に絞って引き出す癖がついていきます。

考えるための決め台詞

それって本当？
〔思い込みから抜け出す〕

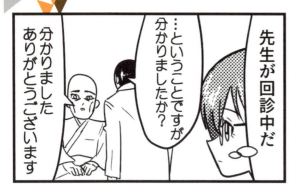
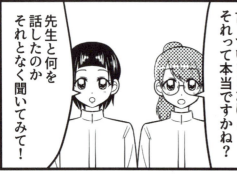
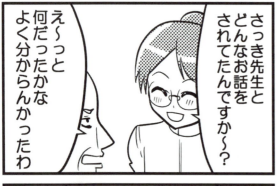
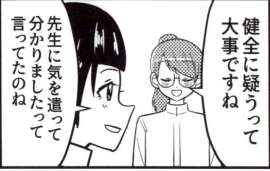

さまざまな思い込み（思考停止）の罠

「先生がそう言っているから」「皆も言っているから」「昔からやっているから」「前の施設でやっていたから」。皆さんも，このような言葉をよく耳にしていると思いますが，これらは本当に正しいことを示す根拠と言えるのでしょうか？

ある病院で中途採用のスタッフとしてAさんを採用しました。臨床経験も長く，テキパキと仕事をこなすAさんを，管理者は即戦力として期待していましたが，ほかのスタッフからの評判が良くありません。その理由をあるスタッフに聞いてみると，「Aさんだけ，違うやり方で業務するので困っています。配薬業務もそうです。以前，早く薬剤を配ったら患者さんが紛失してしまったことから，準備した薬剤を配るのは治療終了前と決めましたよね。でも，Aさんは準備したらすぐ配ってしまうんです」とのこと。そこで，管理者はAさんと面談をし，なぜ独自のやり方をしているのかを聞いてみると，「前の施設ではそうやってましたから」と一言。自分の行動に疑問すら感じていませんでした。

この例からも分かるように，知識や経験は時にさまざまな思い込みや思考停止を生み出してしまいます。

行動の習慣化の
メリットとデメリットを理解する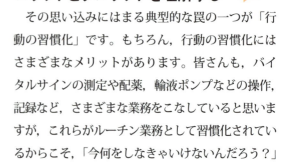

その思い込みにはまる典型的な罠の一つが「行動の習慣化」です。もちろん，行動の習慣化にはさまざまなメリットがあります。皆さんも，バイタルサインの測定や配薬，輸液ポンプなどの操作，記録など，さまざまな業務をこなしていると思いますが，これらがルーチン業務として習慣化されているからこそ，「今何をしなきゃいけないんだろう？」

と悩まずに済みます。もし，一つひとつの業務について悩んでいたら，とても業務をこなせません。

一方で，行動の習慣化のデメリットは，「例外」や「想定外」に弱いということです。例えば，新しい輸液ポンプに変更になったのに，慣れている前の輸液ポンプのイメージで操作してしまうといったことも起こりかねません。習慣化は，頭（思考）よりも身体（行動）が先に動いてしまうので，目の前の状況が例外や想定外なのかどうかの判断がつきにくくなってしまうのです。

したがって，「行動の習慣化は思い込みにつながりやすい」ということを十分に理解し，意識的に考える癖をつけておく必要があります。

決め台詞「それって本当？」の効用

これは，行動の習慣化によって思い込みに陥るのであれば，そこから抜け出すための「思考の習慣化」が大切だということを意味します。そして，その思考の習慣化をすべき決め台詞が，「それって本当？」です。

例えば，ある患者さんが回診時に医師から説明を受けていました。医師の「…ということですが，分かりましたか？」という質問に，患者さんが「分かりました。ありがとうございます」と答えるといったやり取りは，皆さんも普段からよく見る光景だと思います。そのような光景に対して，「分かりましたと言っていたけれど，それって本当なのかな？」と，あえて健全に疑ってみることが大切です。もしかすると，医師に気を遣って「分かりました」と言っていたかもしれないからです。そのような健全な疑問を持つことができれば，患者さん本人に「さっき先生とどんなお話をされてたんですか？」と聞いてみることで，本当に理解できているか確認する機会ができるのです。

★決め台詞を使う時の3つのポイント★

①まずは使い方の手本を示そう！

「それって本当？」という言葉は，ともすると「それって間違っていませんか？」と相手を否定しているように受け止められ，不毛な対立を生みかねません。ここで大事なことは，「使い方の手本を示す」ことです。この言葉は誰かを否定するものではないと示すことによって，安心感を高めるのです。そのためには，仲の良いスタッフに健全な根回しをして，「それって本当なのかな？」といった会話を日常的に使い，それをほかのスタッフにも見てもらうようにしてみてください。

②相手の過去の経験を尊重しよう！

習慣化などによる思い込みは，その人の過去の経験の積み重ねによってできたものです。ですから，たとえほかの人には不合理に思えたとしても，その思い込みに至った本人なりの理由があります。皆さんがやるべきことは，相手の過去の経験を否定することではなく，現状の思い込みから抜け出し，未来に向けて正しい行動をとってもらうことですから，相手の過去の経験を尊重しながら，思い込みから抜け出す手伝いをしてください。

③「人」ではなく「出来事」を疑おう！

問題解決を行う上で大事なことは，「人」から「出来事」を切り離すことです。なぜなら，問題解決の対象を「人」自体にしてしまうと，「あの人が悪い！」「あの人の考え方が納得できない！」などと人格否定につながってしまうからです。このような事態を避けるためには，「○○さんが言っていることって本当？」ではなく，「それって一般的にも言われているけど，本当？」というように，あえて一般化することも一つの方法です。

考えるための決め台詞

分けて考えると？
〔物事を分解し全体像をとらえる〕

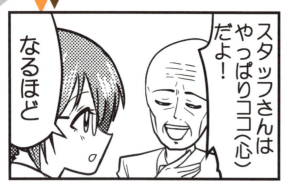

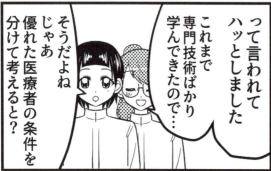

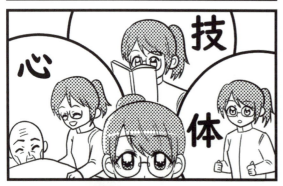

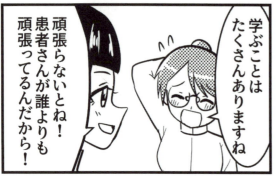

物事は分けて考える

　能力開発には2つの視点があります。それは，「学習」と「練習」です。また，学びには「知識を覚える」ための学びと「考える力を養う」ための学びの2種類があり，経営はトップダウンの「戦略」とボトムアップの「実行」のかけ算と考えることができます。このように，ある物事がどのような要素で組み合わされているのかを把握することによって，物事の全体像を正しくとらえることができるようになります。ここで大切なのが，「物事を分けて考える」ことです。

優れた医療者の条件を分けて考えると？

　スタッフBさんは，治療中の担当患者Aさんのバイタルサインを測っている最中，突然Aさんに次のように言われました。「スタッフさんはウデ（技術）ももちろん大事だけど，やっぱりココ（心）だよ！」。Bさんは，ハッとしました。これまで，専門技術ばかり学んできた自分自身に気づかされたからです。命にかかわる医療を受け続けているAさん自身が，私たち医療者に大事なことは「心」だと伝えてくれたことには，どんな意味があるのか。Bさんは考えてみました。そこで役立ったのが，「優れた医療者の条件」を「心」「技」「体」に分けて考えることでした。つまり，Aさんは「心技体に優れた医療者になることが大事」だとBさんに教えてくれていたのです。

　ともすると，皆さんも専門知識や技術にこだわるあまり，ほかの視点に目を向けにくくなることはないでしょうか？　かく言う私も，医療現場にいたころはさまざまな専門知識を学んでいました（もちろん，患者さんのために学んでいたのですが）。しかし，「人は見たいものだけを見る生き物」

です。だからこそ，物事を抜け漏れなくとらえるために，意識的に分けて考えることが大切なのです。

決め台詞「分けて考えると？」の効用

物事を正しくとらえるために役立つのが，「分けて考えると？」という決め台詞です。それは「ヒト」「コト（業務）」「モノ（環境）」や「過去」「現在」「未来」といった視点だけでなく，さまざまな分け方があります（「フレームワーク」と言います）。ここでは，物事を分ける最もシンプルな方法を紹介します。それは，「逆振り」で考えることです。

例えば，「スタッフ」の視点に考えが偏ってしまっていると感じたら，逆に「患者さん」の視点で考えてみる，「ヒト」の視点に考えが偏ってしまっていると感じたら，逆に「ヒト以外（「モノ」や「コト」）」の視点で考えてみる，「デメリット」の視点に考えが偏ってしまっていると感じたら，逆に「メリット」の視点で考えてみるといった方法です。つまり，コインをひっくり返して裏面を確認するように，物事の両面を理解していくのです。

★決め台詞を使う時の3つのポイント★

①まずは自然の流れに身を任せよう！

物事を分けて考えると言っても，何のきっかけもない中で，いきなり「分けて考えると？」と問いかけても，適切な視点はなかなか見えてきません。まずは会話や議論を自由にしてもらい，その自然の流れに身を任せてみましょう。その中でさまざまな視点の話が出てきたら「今の話を分けて考えると？」と問いかけ，それらの視点を整理するのです。そして，視点に偏りがあると感じたら，「逆に…」と言いながら，抜け漏れた視点を洗い出していきます。

②フレームワークは思考停止の道具にもなることを理解しておこう！

一方で，いくら考えてもなかなか視点が見えてこない，あるいはどこに視点の抜け漏れがあるかよく分からないということもあるでしょう。その時は，「フレームワーク」を使って考えればよいのですが，実はここに落とし穴があります。

それは，フレームワークは元々考えるための道具であるはずなのに，逆に思考を停止させてしまうという落とし穴です。例えば，「ヒト」「コト（業務）」「モノ（環境）」というフレームワークは，確かにさまざまな問題解決に使いやすいのですが，これを示した瞬間に「他の視点を考える必要はない」と思考を停止させてしまうのです。その結果，カネ（コスト）の視点を度外視した現実味のない対策になってしまうといった事態にもなりかねません。

したがって，フレームワークにとらわれすぎないように，「ほかにはない？」といった問いかけをし，視点を洗い出していってください。

③分けた後はもう一度つなげ直そう！

物事を分けて考えるのは，でき上がったジグソーパズルを一つずつバラバラにする作業と同じです。それぞれのピースの形がよく分かるようになる一方で，今度はジグソーパズル全体の絵柄がよく分からなくなります。つまり，枝葉末節の細かいところに視点が偏ってしまい，逆に問題解決の全体像が見えなくなってしまうのです。

したがって，「じゃあ，『ヒト』『コト』『モノ』に分けて考えた結果，どういうことが言える？」というように，物事を分けてそれぞれを抜け漏れなく考えた後は，それらをつなげて全体像を把握するようにしてください。

考えるための決め台詞

共通点って何？
〔物事の共通点を見つける〕

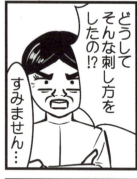
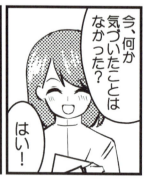
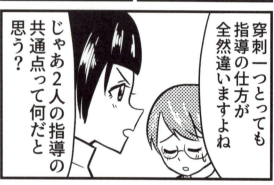
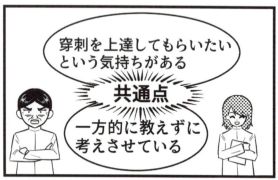
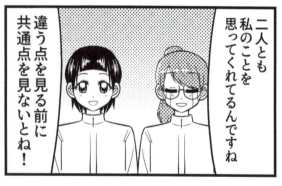

物事の正しい理解は「違う点」の前にまず「共通点」を見る

「AさんとBさんって，指導の仕方が全然違いますよね」。Cさんは，Dさんにこうつぶやきました。「穿刺の教え方一つとっても，Aさんは『どうしてそんな刺し方をしたの!?』といつも厳しい口調で言われるので，Aさんに見られていると緊張します。でも，Bさんは『今，何か気づいたことはなかった？』といつも優しい口調で言ってくれるので，Bさんに見てもらうと安心するんですよね」。するとDさんは，「確かに，指導って教える人によっていろいろな個性が出るわね。ただ，2人の指導の違う点を見る前に，共通点って何だと思う？」とCさんに尋ねました。「共通点ですか？ 指導の仕方は違うけど，2人とも私に早く穿刺を上達してもらいたいって気持ちが伝わります」とCさんが答えると，Dさんは「そうね。それに，どちらも刺し方や血管の把握の仕方を一方的に教えるんじゃなくて，まずCさんに考えさせているわよね。これって大事なことよ」と伝えました。

人は，ともすると物事の違う点に注目しがちです。そうすると，両者に優劣をつけてしまいやすいため，結果的に不毛な批判や対立を生みかねません。先の例では，Cさんも明言は避けているものの，厳しい指導をしているAさんを批判的に，優しい指導をしているBさんを好意的に見ていることが分かります。しかし，Dさんが上手に導いてくれたように，AさんもBさんも，Cさんに穿刺を上達してもらいたい気持ちを持って，すぐに教えた方が早いし楽なはずなのに，わざわざ本人に考えさせていることに気づきます。このような共通点が見えてくると，同じ現状でも見える景色

が変わってくるのではないでしょうか。ここで大事なことは，物事の正しい理解は，「違う点」の前にまず「共通点」を見ることなのです。

対立は「各論反対，だけど総論賛成」に着地させる

　私たち医療者には，「患者さんの命を救う」という共通の使命があります。ただ，職種や分野，性格，価値観，考え方が違えば，それぞれの意見が異なるのも自然なことです。ましてや，医療に唯一絶対の答えはありませんから，どちらが正しいか間違っているかも，簡単には結論づけることはできません。大事なことは，「各論反対，だけど総論賛成」にスタッフ同士の意見を着地させることです。先の例で，今度はAさんとBさんが指導方針の違いから対立したとします。もちろん，本来は基本的な指導方針を組織の中で統一すべきですが，どちらの指導方針が正しいのかは，一概に判断できるものではありません。そのような相容れない意見の違う点だけに注目していると，両者の関係性はますます悪化してしまいます。だからこそ，「お互いの意見は違うけど，Cさんの穿刺が上達するために，本人に考えさせることが大事だと思っていることは同じですよね」と，それぞれの意見をつなげることが大切なのです。

決め台詞「共通点って何？」の効用

　まず皆さんが頭の中で問うべきなのが，目の前の出来事の「共通点って何？」と考える決め台詞です。例えば，先の例のようにスタッフ同士の対立があった際に，「お互いの考えや意見の共通点って何だろう？」と考えてみる，あるいは，患者さんが求めていることとスタッフがすべきことに違いがあった際に，「どちらも納得するような共通点って何だろう？」と考えてみる。このように，違う点に注目しがちな思考を共通点に注目する思考に切り替えるために，この決め台詞が役に立つのです。

★決め台詞を使う時の3つのポイント★

①日頃から共通点を見つける習慣をつけておこう！

　例えば，レストランでメニューを見ている時，「あの料理とこの料理の共通点って『和食』ということだな」と考えてみる。あるいは，書店に入って本を見ている時，「あの本とこの本の共通点って『漫画を取り入れている』ことだな」と考えてみる。このように，日頃の生活の中で何げなく見えてくる物事の共通点を見つける習慣をつけていってください。

②共通点と違う点は往復運転しよう！

　物事の共通点を見つけることは，違う点を明らかにすることから逃げることではありません。スタッフ間に意見の対立があったとしても，それが患者さんにとって大事なことなのであれば，堂々と主張し合えばよいし，そうすべきです。むしろ，共通点を見つけるのは，最後の最後にお互いの意見をつなぎとめておくための「糸」にするためです。この糸がつながっているおかげで，いくら主張に対立があっても，「でも，目指しているところは一緒だもんね」といった安心感が得られるのです。

③目的とあるべき姿は常に共通点として持っておこう！

　問題解決の六大大陸において，この共通点という意味合いで特に重要なのが，目的とあるべき姿です。問題解決という旅をしていく中で，その旅の目的とそれを実感するための目的地（あるべき姿）がずれてしまうと，皆を迷子にしてしまうからです。ですので，いったん合意した目的とあるべき姿は，常にスタッフ間の共通点として共有し続けてください。

伝えるための決め台詞

どんな興味がある？
〔受け手絶対主義に基づく〕

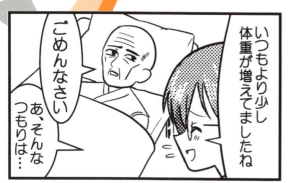

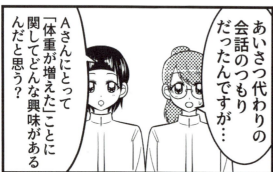

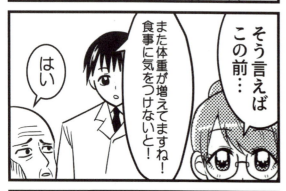

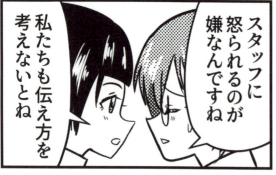

コミュニケーションの原則「受け手絶対主義」とは

「私はちゃんと伝えました！」

皆さんも，日常業務の中でこのような言葉を言いたくなる瞬間があると思います。ただ，いくら自分が正しく伝えたと思っていても，相手が正しく受け取っていなければ意味がありません。これが，正しく「伝える」と正しく「伝わる」の違いです。

この違いを乗り越えるには，「受け手絶対主義」というコミュニケーションの原則を理解しなければなりません。この原則は，自分の思いや意図とは関係なく，相手が感じたことが本人にとっての真実になるという考え方です。相手の理解不足や注意不足が原因で正しく伝わらなかった時は相手を責めたくなる気持ちも分かりますが，本人を批判したところで問題が解決することはまずありません。だからこそ，「受け手絶対主義」の原則に従ってコミュニケーションを取ることが，結果的にお互いのためになるのです。

1つの事実は意味づけ次第で複数の真実になる

この「受け手絶対主義」の原則に基づけば，なぜ「伝える」と「伝わる」の違いが生まれるのか，その意味合いが分かってきます。スタッフBさんは，担当患者Aさんの様子がおかしいことに来院時から気づいていました。Bさんは「何かあったのかな？」と思いながらも，普段と同じように，バイタルサインを測り治療条件を入力した後，Aさんに何げなくこう話しかけました。「○○さん，今日はいつもより少し体重が増えてましたね」。するとAさんから，「ごめんなさい。昨日少し食べ過ぎてしまって…」と申し訳なさそうに謝られてしまいまし

た。「つらいのも苦しいのもAさん本人なのだから，Aさんが自分に謝る必要はない。なのに，追い討ちをかけるように本人に謝らせてしまった」。そう思ったBさんは，自分が何げなく伝えた言葉によってAさんを悩ませてしまったことを悔やみました。

　この例の中での事実は，「いつもよりも体重が増えた」ということ。ただ，「スタッフさんに迷惑をかけたくない」「スタッフさんから怒られたくない」といったことを患者さんが気にかけていれば，「いつもよりも体重が増えた」ことを「悪いこと」だと意味づけしてしまう。つまり，1つの事実は意味づけ次第で複数の真実になるのです。

決め台詞「どんな興味がある？」の効用

　このように，「受け手絶対主義」に基づいて相手が事実を受け取った時，それに本人がどう意味づけをするかを予想するための決め台詞が，「どんな興味がある？」です。これは，患者さんに対してだけではなく，スタッフ同士のコミュニケーションにおいても重要です。

　例えば，「○○さんの治療経過をよく観察してください」と伝えても，治療の効率に興味があるスタッフと，バイタルサインの安定に興味があるスタッフと，自覚症状の有無に興味があるスタッフとでは，たとえ同じ患者さんであっても，観察するポイントがそれぞれ異なってくるはずです。

　そして，重要なのが上司へのコミュニケーションです。自分よりも職位が高い上司を権限で動かすことはできない分，部下へのコミュニケーションより難しいからです。何よりも毎日の治療が安全に行われることに興味のある上司には，「○○さんは欠伸（あくび）が出てきたので，いったん治療を中断してもよいですか？」といったように，その興味に関する事実を選んで伝えることによって，上司を動かしやすくなります。

★決め台詞を使う時の3つのポイント★

①相手の興味は本人の行動から探してみよう！

　相手がどのようなことに興味を持っているかは，普段からコミュニケーションを取っていれば言葉の端々で見えてくるでしょう。しかし，それが本音とは限らないということに注意しなければなりません。怒られたくないとか恥をかきたくないといったことだけではなく，思いやりや優しさがあるがゆえに本音を言えず，建前的なコミュニケーションになってしまうこともあります。

　だからこそ，相手の言葉と行動の違いに注目してみてください。普段から事あるごとに「人を育てることが大切だ！」と言っている管理者が，どう見てもスタッフの成長を邪魔しているように見える場合，本人の本当の興味（本音）は違うところにあると判断できます。

②相手の興味は繊細に扱おう！

　相手の興味は，本人の生まれ持った性格や長年の経験を通じた価値観から生まれるものととらえると，それは本来個人的なものです。そのため，その興味は，ともすれば後ろめたいことや他人には触れられたくないことかもしれません。相手の個人的な興味を尊重し，直接そのことに触れるべきかを慎重に判断してコミュニケーションを取りましょう。

③相手の興味はつくることもできる！

　相手の興味が何なのか明確に分からない場合はどうすればよいのでしょうか？　答えは簡単です。相手の興味をつくればよいのです。例えば，塩分制限になかなか興味を持てない患者さんには，減塩の食事の効果を分かりやすいグラフで示しながら，ゲーム感覚で取り組んでもらうというのも一つの方法でしょう。このような「興味づくり」をしていくことが大切です。

どう都合が良い？
〔相手の合理性を尊重する〕

伝えるための決め台詞

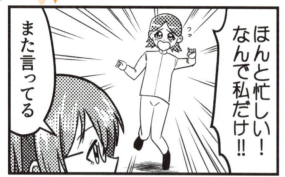

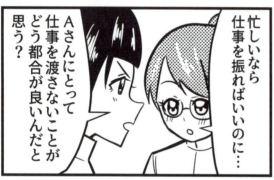

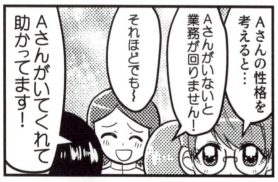

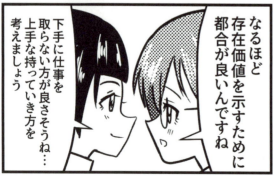

ほかの人には不合理でも本人には合理的

　たくさんの業務を抱え、いつも忙しそうにしているスタッフAさんは、口を開けば文句ばかり言っていますが、テキパキと業務をこなしています。そんなAさんを一緒に働いているスタッフは仕事ができる人と見ていますが、本当にそうでしょうか？　あるスタッフはふと思いました。「そんなに忙しいなら、ほかのスタッフに仕事を振ればいいのに…」。

　実は、Aさんが担当している業務は、ほかのスタッフが能力的にできない業務ではありません。ほかのスタッフは、担当したことがないので、やり方が分からないだけなのです。しかし、組織のトップもそのことを理解しておらず、「Aさんにしかできない業務があるから…」と言って、本人に配慮した対応をしてしまっています。

　ではなぜ、ほかのスタッフには不合理に見える行動をAさんは取るのでしょうか。それは、その行動が本人にとっては都合が良い（合理的な）ものだからです。

　では、Aさんにとっての合理性とは何なのでしょうか？　それは、「私にしかできない業務を忙しくこなしていれば、自分の存在価値が大きいことを示せる」ということ。つまり、「Aさんがいないと業務が回りません！」「Aさんがいてくれて助かってます！」という承認を得たいということです。

　このように考えれば、忙しいと言いながら、ほかのスタッフに仕事を渡さない理由が分かります。仕事を渡してしまうと、自分の存在価値が大きいことを示せなくなってしまうからです。

人は「性弱説」に基づく

　コミュニケーションを取る上で押さえておかなければならない大前提があります。それは，人は性善説でも性悪説でもなく「性弱説」に基づいているという考え方です。正しいことができないのも間違ったことをしてしまうのも，その人が悪いからではなく弱いからだととらえるのです。

　このように考えると，Ａさんの行動の意味も理解することができます。つまり，本当は弱い人間で自分自身を承認できないからこそ，他者からの承認を求めてしまうのです。しかし，このことがいかにＡさんにとっては合理的であっても，組織としては合理的とは言えません。自分にしかできないように業務を囲ってしまうことは，ほかのスタッフが成長する機会を奪っていることに等しく，Ａさんしかできない業務があるということは，Ａさんがいない時には業務が回らないということです。このような事態を避けるためにも，Ａさんの合理性を理解した上で，ほかのスタッフに仕事を渡すように，Ａさんに働きかけていかなければなりません。

決め台詞「どう都合が良い?」の効用

　このような相手の合理性を理解するために，自分（たち）に問いかける決め台詞が「どう都合が良い?」です。「Ａさんは，いつも仕事が忙しいと言いながら，どうしてほかのスタッフに渡さないのだろう。Ａさんにとって，仕事を渡さないことがどう都合が良いのだろう?」。

　このように考えてみることによって，相手の合理性を理解し，それに基づくコミュニケーションを取っていくのです。そして，「自分の存在価値が大きいことを示すために都合が良い」ということが見えてきたのであれば，「自分だけ忙しい」と文句を言っていても，「じゃあその業務，私がやりましょうか?」と，Ａさんの都合が悪くなるようなコミュニケーションを避けることができ，不毛な対立を生まずに済みます。

決め台詞を使う時の3つのポイント

①相手を批判するためではなく尊重するために使おう!

　この決め台詞は，一般的に使われる「あの人，本当に都合いいよなぁ…」といったように，相手を批判するためのものではありません。むしろ，「どう都合が良いだろう?　きっと○○だからだろうな。だったら，それを批判しないようにコミュニケーションを取ろう!」というように，相手を尊重するために使うものです。決して，相手を批判するために使わないでください。

②現状に至った経緯や背景に思いを巡らせよう!

　ほかの人にとって不合理であることが，その人にとって合理的であるのには，それに至るまでの経緯や背景があるはずです。もしかしたらＡさんも，過去に自分に求められる役割が分からず苦労したり，当時の上司に叱責されたりした経験があるため，自分の役割を増やすことに執着しているのかもしれません。そうした経緯や背景が分かれば，頭ごなしにＡさんを批判できなくなるでしょう。

③代替案を考えてみよう!

　その人にとってどう都合が良いのかが分かれば，それに応じた代替案を考えることができます。Ａさんが自分の存在価値が大きいことを示す方法は，仕事を囲うことだけではないでしょう。「Ａさんは責任感が強いので，スタッフの育成が向いてるんじゃない?　だったら，Ａさんの業務を1つＢさんにやってもらえるように指導してくれない?」といったように，Ａさんの業務の代替案を提示することによって，本人もほかのスタッフも合理的な行動が取れるようにしていくことが大切です。

伝えるための決め台詞

結論を言えば
〔何を伝えたいのかを明確にする〕

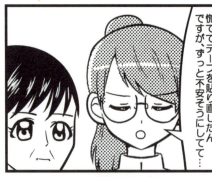

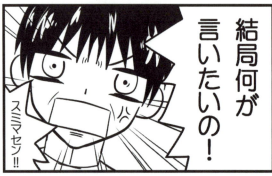

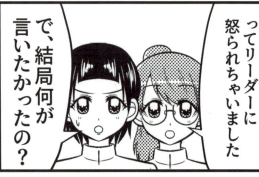

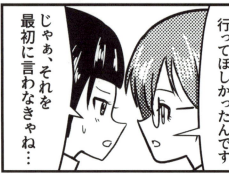

分かりやすいコミュニケーションとは

「受け手絶対主義」の原則に基づくコミュニケーションを取る上で大事なことは,「どうして理解してくれないの!?」と相手を批判することではなく,「どうして理解してもらえなかったのだろう?」と自分の伝え方を振り返ることです。すると,相手に納得したり同意したりしてもらう以前に,そもそも「何を伝えたいのかが明確になっていなかった」ことに気づくこともあります。例えば,皆さんがあるスタッフから次のような報告・相談を受けたとしたらどうでしょうか。

「さっき治療中のAさん(患者さん)が『あの…。これ大丈夫?』と腕を指差していたので見てみると,回路を固定しているテープが外れかかってたんです。慌ててテープを貼り直したんですが,ずっと不安そうにしてて…。穿刺したスタッフの貼り方が悪かったんじゃないですかね。スタッフによって貼り方がバラバラだし…。それに,Aさんが使っているテープは粘着力の弱いテープですよね。通常のテープだと痒くなるからだそうですが…」。

皆さんは,思わずスタッフの話をさえぎって,こう聞きたくなるのではないでしょうか?「それで,結局何が言いたいの!?」と。「Aさんに説明しに行ってほしい」のか,「スタッフを集めてテープの貼り方について話し合いたい」のか,それとも「もっと粘着力があって痒みの少ないテープがあるかどうかを聞きたい」のか。このスタッフが言いたいことが分からなければ,自分がどう対応すればよいのかも分かりません。このことから言えるのは,分かりやすいコミュニケーションとは,「結論」を明確に伝えるコミュニケーションだということです。

結論を明確に伝えると，相手に「聞く準備」と「問う準備」ができる

結論を明確に伝えることには，分かりやすいという以外にもメリットがあります。それは，相手に「聞く準備」と「問う準備」ができるということです。

「聞く準備」とは，結論さえ分かってしまえば，その後でどのような意見を聞いたとしても，それらは結論につながる意見だということが分かるので，安心して意見を聞き続けることができるということです。そして「問う準備」とは，結論が分かっているので，質問すべき内容を整理しやすくなるということです。

決め台詞「結論を言えば」の効用

ところで，自分の考えを主張することに抵抗感や苦手意識を持っている人は多いのではないでしょうか？ 自分と違う考えを持ったスタッフの反発が怖いのは当然ですし，長い時間を共に過ごすスタッフと好き好んでもめたくはないでしょうから，自分の考えをあいまいにしておいた方が楽だと思うのは自然なことです。

しかし，スタッフ同士が空気を読み合うことで，正しい意見が言えなくなったり，間違った意見に沈黙という同調をしてしまったりすれば，結果的に患者さんや自分たちを不幸にするかもしれません。そうしないためにも，自分の考えを主張する癖をつけることが必要です。それが，「結論を言えば」という決め台詞の大切さなのです。

★決め台詞を使う時の3つのポイント★

①相手に「結論は？」と聞くのはNG！

この決め台詞は，相手に対してではなく，あくまでも自分に対して使います。なぜなら，「それで，結論は？」と聞いてしまうと，相手は自分の意見があいまいであることを批判されたと受け取ってしまうからです。すると，その後のコミュニケーションに悪影響を及ぼしかねません。相手の意見が分かりにくいのであれば，自分から「つまり，あなたの言いたいことってこういうこと？」と，結論を確認して相手の意見を整理する手伝いをしましょう。

②結論を先に伝えるかどうかは「時と場合」で使い分けよう！

コミュニケーションの最初に結論を伝えることは，「聞く準備」や「問う準備」をしてもらうために重要です。しかし実際には，結論から伝えるべきかどうかは，「時と場合」によります。理由も分からずにいきなり結論から伝えると，相手が混乱してしまう場合（内容）もあります。

例えば，行動すべき理由がすでに明確だったり，迅速に行動してもらわなければならなかったりする場合は結論から伝えるべきかもしれません。逆に，相手の心理的負担になったり，唐突過ぎて意味が分からず混乱させてしまうような場合は，結論から伝えない方がよいかもしれません。

③結論が分からなければ「目的」に戻ってみよう！

コミュニケーションはあくまでも手段です。手段は目的に従いますから，手段（伝えるべき結論）が分からない時には，そもそも「誰のため？ 何のため？」にコミュニケーションしなければならないのか，目的に戻って考えてみることが大事です。そうすると，冒頭の例のスタッフの目的は「Aさんに少しでも早く安心してもらうため」であり，「Aさんに説明しに行ってほしい」という結論を伝えるべきであることが分かってくるのです。

伝えるための決め台詞

理由は３つあります
〔結論の納得感を高める〕

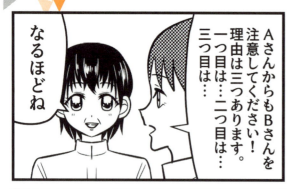

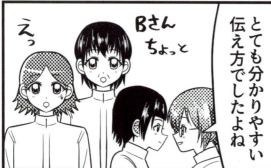

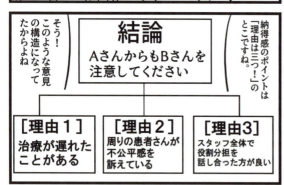

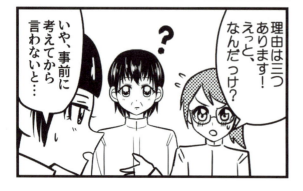

同じ結論でも相手の納得感は違う

　結論を明確に伝えることは，相手に自分の考えを理解してもらうために大切なことです。しかし，「理解」してもらうことと「納得」してもらうことは違います。自分の考えを相手に納得してもらうためには，「何が言いたいのか」だけではなく，「なぜそう言えるのか」も明確に伝える必要があります。それが，「理由」を明確に伝える大切さです。このことを理解するために，あるスタッフの２つの意見を見比べてみましょう。

意見１：（特定の患者さんとすぐに世間話をするBさんを見ながら）Aさんからもにさんを注意してください！　この間のBさんの業務は私たちが代わりにやってるんですよ。どうしてBさんだけが楽をして，私たちが苦労しなきゃならないのですか？

意見２：（特定の患者さんとすぐに世間話をするBさんを見ながら）AさんからもBさんを注意してください！　実は，以前にBさんの業務が滞ったために，ほかの患者さんの治療が遅れたことがあったんです。それに，周りの患者さんが『私も聞いてほしいことがあるのに』と不公平感を訴えられていて…。Bさんがやっていることが必要なコミュニケーションなのであれば，まずはスタッフ全体で役割分担を話し合ってから，正式な業務としてやった方が良いと思います。

　このスタッフの意見の結論は同じ「AさんからもBさんを注意してください！」であるにもかかわらず，明らかに意見２の方が結論の納得感につながっています。この例からも分かるように，結論の納得感は理由の質によって大きく変わるのです。

結論の納得感を高める理由を考える視点

では，結論の納得感を高める理由を，どのように考えていけばよいのでしょうか。ここでは，基本的な視点を3つ紹介します。

1．事実に基づいていること

意見には，事実と解釈の2つがあります。例えば，意見1の「Bさんだけが楽をして」というのは，このスタッフの解釈に過ぎません。雑談のようでいて治療中の患者さんに配慮しながら会話をしたり，話の内容を間違わないように慎重に会話をしていたりするなら，元々Bさんがやるべき業務やほかのスタッフの業務の方が楽なのかもしれないからです。あくまでも，事実に基づいて理由を考えることが大切です。

2．相手の興味を惹くこと

いくら事実に基づいているとしても，相手に興味がなければ受け入れてもらいづらいものです。もしAさんが「スタッフ間の協調性」に興味を持っているのであれば，意見2の「スタッフ全体で役割分担を話し合う」という提案は，納得感を高める理由になります。

3．患者さんのためになること

相手の興味を優先するあまり，患者さんのためにならない理由を述べては本末転倒です。意見1では，ともすれば患者さんがBさんに率直な気持ちを伝える機会を奪ってしまうかもしれません。

決め台詞「理由は3つあります」の効用

この3つの視点を生かしながらコミュニケーションを取る上で，結論を伝えた後に使う決め台詞が，「理由は3つあります」です。

理由は，必ずしも3つである必要はありません。大事なのは，結論を複数の理由でバランス良く支えて納得感を高める根拠の柱にすることにあります。この視点で意見2を見直してみると，「ほかの患者さんの治療が遅れたことがある」「周りの患者さんが不公平感を訴えている」「スタッフ全体で役割分担を話し合った方が良い」という3つの理由によって，「AさんからもBさんを注意してください！」という結論の納得感を高めていることが分かります。

★決め台詞を使う時の3つのポイント★

①まずはキーワードを整理しよう！

ありがちなのは，「理由は3つあります」と言っておきながら，1つ2つと説明したら「もう1つは何だったっけ？」と3つ目を忘れてしまうことです。このような時にお勧めなのは，まずはそれぞれの内容のキーワードだけを押さえておくことです。先の例で言えば，「治療が遅れた」「不公平感」「役割分担」といったように，それぞれの内容を一言で表現できるキーワードにしておくのです。こうすると，忘れにくくなるし，相手が理由を覚えておく時にも役立ちます。

まずはキーワードを伝え，それから「1つ目の『治療が遅れた』というのは，具体的には…」と詳しい説明をするのも分かりやすい伝え方です。

②日常の物事を3つで整理する訓練をしよう！

例えば，カフェに入った時に「ここは居心地が良いなぁ」と思ったら，「なぜだろう？ 『静か』で『席の間隔が空いている』し，『天井が高くて開放感がある』からなのかな」というように，その理由を3つ考えてみてください。こういうことを続けていると，物事を3つで整理する習慣が身についていきます。

③結論を忘れないようにしよう！

コミュニケーションを取る上で大事なことは，あくまでも結論です。しかし，あれこれと理由を伝えているうちに，そもそもの結論が置き去りにされてしまうことが少なくありません。理由を伝えた後は「だから，○○してください！」と改めて結論を伝え，「相手に何をしてほしいのか」を明確にするようにしてください。

具体的には
〔あいまいな言葉を具体的にする〕

伝えるための決め台詞

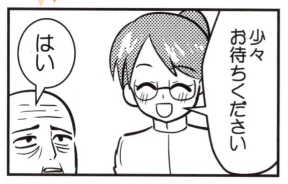

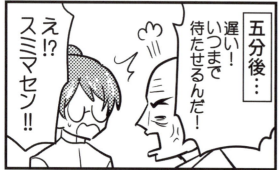

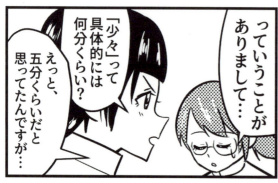

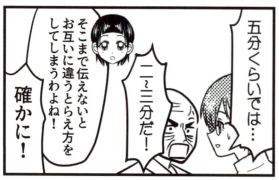

現場のコミュニケーションはあいまいな言葉だらけ!?

「はい，責任を持ってやります！」。皆さんの現場でも，このような言葉がよく使われていると思います。もちろん，命に直接かかわる仕事をしている医療者として，責任を持つことは素晴らしいことです。しかし，私がこのように宣言したスタッフの上司であれば，あえて次のような質問をするでしょう。「素晴らしいね！ ところで，あなたが言う『責任を持つ』とは，誰に，何があった時，いつ，どこで，何を，どうすることだと考えてる？」。

おそらくそのスタッフは，答えることができず，戸惑うはずです。だとすれば，一体何のための宣言だったのでしょうか。医療現場でのコミュニケーションにおいて，「根拠なき精神論」ほど恐ろしいものはありません。「責任を持つ」と宣言するのであれば，それを具体的な行動で示すことができなければ意味がありません。

この「責任」という言葉以外にも，「QOL」や「ADL」「最適な医療」「患者中心の医療」「安全・安心の医療」「地域社会に貢献する」といったあいまいな言葉が医療にはあふれています。

副詞や形容詞の甘い罠

世の中には，実にさまざまなあいまいな言葉があふれていますが，その中で特に使ってしまいがちなのが，副詞や形容詞です。例えば，「ちゃんと確認してください！」の「ちゃんと」や，「しっかりやって」の「しっかり」とは，どの程度を想定しているのか。「最近ミスが多いよね」の「多い」とは1カ月で何回くらいのことなのか。

このように，副詞や形容詞は，程度や時間，期間，頻度，回数など，複数のとらえ方ができてし

まうため，同じ言葉であってもスタッフ間でとらえ方がずれてしまいやすいのです。

あいまいな言葉を使ったコミュニケーションに逃げない

　人はなぜあいまいな言葉を使ってしまうのでしょうか？　それは，コミュニケーションが楽になるからです。直接的な表現を避けて意見をぼやかせば，自分が批判されにくくなりますし，相手を批判したと受け止められることを防ぐことができます。これもまた，「性弱説」（P.35参照）に基づけば自然な対応です。

　しかし，あいまいな言葉を使うことによって問題が先送りされると，最終的にそのしわ寄せは，そのことを知る由もない患者さんのところへ行きます。だからこそ，患者さんのために，そして結果的に自分たちスタッフのために，医療におけるコミュニケーションでは，あいまいな言葉に逃げてしまわないことが大切なのです。

決め台詞「具体的には」の効用

　あいまいな言葉に逃げてしまいそうな自分の脳みそにはめる強制（矯正）ギプスが，「具体的には」という決め台詞です。あいまい（抽象的）な言葉であれば，それを具体的な言葉に変えてしまえばよいのです。

　治療中に気分不良を訴えることが続いている患者さんを担当するスタッフとして「責任を持ちます！」と言うのであれば，「具体的には，通常バイタルを1時間ごとに測っていますが，今日は30分ごとに測ります！」「具体的には，今回は念のために治療の中盤（2時間ほど経った時点）で10分ほど中断して様子を見てもよいでしょうか？」というように，行動レベルで伝えなければなりません。「責任を持ちます！」というのは，あくまでもこれらの行動の「結果」に過ぎないのです。

★決め台詞を使う時の3つのポイント★

①相手のあいまいな言葉も具体的にしよう！

　「具体的には」という決め台詞は，相手の意見に対しても比較的使いやすい言葉です。例えば，「○○さんの様子を注意して観察しておいて！」と言われたら，「具体的には，何に注意すればよいですか？」と聞いてみましょう。そうすれば，「特に欠伸が出はじめたり，足がつりかけたりしないかを注意しておいて！」といったように，具体的に答えてくれるでしょう。

②市販の物差しがなければ手づくりしよう！

　物事を具体的に表現するために有効なのが数字です。「血圧が高い」ではなく「血圧が160mmHgと高い」と表現します。「少々お待ちください」ではなく「5分お待ちください」と表現します。「今週末までにお願い」ではなく「金曜日の夕方5時までにお願い」と表現するのです。しかし，このような物差しが市販されていない物事もたくさんあります。その時は，手づくりの物差しを使います。私がお勧めするのは，「11段階目盛り」の物差しです。例えば，スタッフの忙しさに関する実感度合いを把握する際，笑顔マーク（0）から泣き顔マーク（10）までの11段階の物差しをつくり，今どのあたりかを指差してもらう。このように，数字になっていないものも数字に置き換えて表現しましょう。

③あえて決め台詞を使わないのも戦略！

　患者さんやスタッフのために必要なコミュニケーションから逃げてはいけませんが，お互いを傷つけ合うだけで皆を不幸にするような不毛なコミュニケーションに無謀に立ち向かう必要もありません。不毛なコミュニケーションに巻き込まれないために，あえて決め台詞を使わずにあいまいな表現でコミュニケーションを取ることも，重要な戦略（戦いを略する方法）です。

伝える ための決め台詞

例えば〔分かりやすい言葉に変える〕

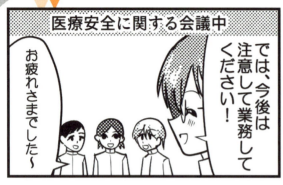
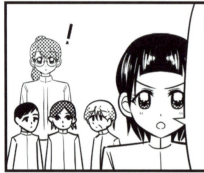
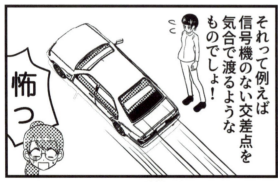
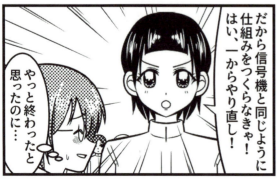

例える力が難しい医療を分かりやすくする

「患者さんに毎回治療に来ることを，納得してもらえるように説明するのって難しいですよね。どうしても専門的な説明になりがちですし…」。スタッフAさんは，このような疑問を管理者Bさんに質問しました。すると，Bさんは「そうね。患者さんへの説明は，『正しいかどうか』だけでなく『分かりやすいかどうか』も大事だよね。じゃあ，治療を何かに例えてみたらどう？」と提案しました。

そこでAさんが思いついたのが，「トイレ」に例えることでした。「例えば，『毎回，ココ（施設）にトイレをしに来ている』と表現してみるのはどうでしょうか？」とAさんが自分の考えを伝えると，Bさんは「分かりやすいわね。実際に患者さんにそのような説明をしてもよいか一度先生に相談してみるわね」と，医師に確認をしにいきました。

この例で分かるのは，「例える力」の重要性です。難しい医療を分かりやすく例える力は，患者さんとのコミュニケーションにおいて，特に重要な技術であると言っても過言ではありません。

患者さんと医療者の納得感の非対称性を解消する

よく言われることですが，患者さんと医療者には，「情報の非対称性」があります。医療は高度な知識を要しますから，それを提供する医療者は，患者さんよりも多くの情報を持っていて当然です。この「情報の非対称性」を解消するために医療者は患者さんに分かるように情報を提供し，それらの情報（選択肢）の中から自分が受けたい（受けるべき）医療を選んでもらうのです。しかし，いくら情報を提供したからと言って，患者さ

んが医療者と同じレベルで内容を理解することは困難です。だからこそ，患者さんが納得できるまで，分かりやすい言葉に変えて説明する（翻訳する，例える）ことが大切なのです。

ポイントは「日常」の物事に例えること

最初の例のように，難しいことを分かりやすくするポイントは，日常の物事に例えることです。この日常の物事の中で，私がいつもお勧めしているのは「料理」「乗り物」「旅行」の3つです。例えば，患者さんに日常生活の様子を教えてもらう時には，「普段の様子をお尋ねするのは，料理と同じで，良い食材を集めた方がおいしい料理を作れるからなんです」「施設で治療を受けることと，ご自宅で食事に気をつけたり薬を正しく飲んだりすることは，自転車の両輪と同じで，どちらが欠けても前に進まないんです」「○○さんの治療生活のツアーガイドになりますので，安心してください！」という具合です。

このように，日常の物事で例えることは，優れた翻訳装置になるのです。

決め台詞「例えば」の効用

この翻訳作業のきっかけになるのが，「例えば」という決め台詞です。ここで大事なことは，例えの「感度」です。相手の身近な物事に例えることによって，それに対する感度（納得感と共感度）が高まります。野球好きであれば野球に，仕事をしているのであればその仕事の内容に，ペットを飼っているのであれば動物にそれぞれ例えてみましょう。そのためには，相手がどのようなことに興味や関心を持っているのかを普段から把握しておくことが大切です。

日常の物事に例えることは，自分の考えを整理する際にも役立ちます。例えば，インシデントに関する問題を解決する時，「道路には信号という仕組みがあるように，インシデントの対策もいかに仕組みをつくるかが大事だ。今のような『気をつけよう』『注意しよう』といった対策では，交通量の多い道路で信号機のない交差点を気合いで渡るようなものだ」と考えてみるのです。こうすることによって，複雑な出来事を単純化して整理できるようになります。

★決め台詞を使う時の3つのポイント★

①現場の出来事を日常的に使う言葉で例えてみよう！

私はよく，「経営は『トップダウンの戦略』と『ボトムアップの実行』のかけ算ですが，戦略は『餅を絵に描くこと』，実行は『それを見ながら餅をついて食べること』です。いくら綺麗な絵を描いても，食べられる餅に変えなければ空腹は満たせません」といったことを伝えます。このように，まずは現場で起こっている出来事を，日常的に使う言葉で例える訓練をすることから始めてみてください。

②凝りすぎず，シンプルに例えよう！

ただし，上手に例えようと凝りすぎて，逆に分かりにくくなってしまっては本末転倒です。皆さんが相手の口から聞きたいのは，「うまいこと言うなぁ」という感心する言葉ではなく「なるほどねぇ」という納得する言葉であるはずです。例える時には，常にシンプルに考えてください。

③例えっぱなしではなく本題に戻ろう！

ついやりがちなのが，例えっぱなしで終わってしまうことです。すると，相手は「例えはよく分かったんだけど，別に料理の話を聞きたいわけじゃないから…」と思ってしまいます。「例えば」と言って決め台詞を使った後は，「だから」「これと同じで」といった言葉を使いながら，本題に戻ることを忘れないでください。

伝えるための決め台詞

それって重要で〔相手の意見を肯定する〕

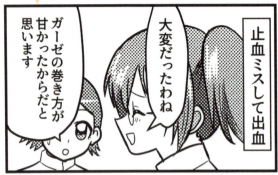

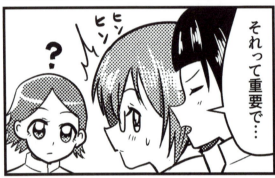

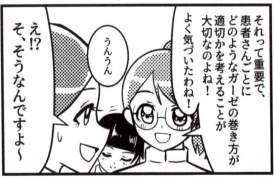

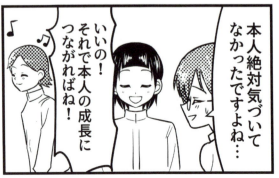

否定的な接続詞禁止令を出す

　コミュニケーションにおいて，相手との信頼関係をつくることが重要であることは言うまでもありません。信頼関係の有無によって，互いに本音を言うか建前でやり過ごすかを判断するからです。そして，この信頼関係づくりにおいて大事なのが，「否定」ではなく「肯定」です。例えば，スタッフ指導の際に「でも」「だけど」といった否定的な言葉をつい言ってしまいがちですが，このような接続詞を使うと，相手は「これから否定的なことを言われるんだな…」と感じ，指導者の批判をかわそうと言い訳を探しはじめてしまいます。

　したがって，指導においては，いかに否定的な接続詞禁止令を自らに出すかがポイントです。

そもそも現状を否定する必要があるのか？

　ここで健全に疑うべきなのは，「そもそも現状を否定する必要があるのか？」ということです。ともすると，指導は，つい相手を否定してしまいがちになります。もちろん，指導者は，相手のことを思ってあえて否定的な指摘をしているのでしょう。しかし，指導者が本当にやるべきことは，あるべきスタッフ像にそのスタッフを近づけていくための支援をすることであって，現状を否定してやる気を削ぐことではありません。

医療現場は失敗体験の連続

　ではなぜ，現状を否定しない方が良いのでしょうか。それは，基本的に医療現場は失敗体験の連続だからです。決められたことを正しく行って当たり前。それができなければ否定的な評価を受けるだけでなく，場合によっては患者さんの命を脅

かす事態を招いてしまいます。このような失敗体験を繰り返していると，怖くて身動きが取れなくなったとしても無理はありません。行動するためのやる気を貯金するどころか，借金で首が回らなくなってしまっているようなものです。そこへ，さらに指導者が現状を否定して追い討ちをかけるのは，傷口に塩を塗る行為に等しいのです。

だからこそ，スタッフの現状を否定せず，むしろ積極的に肯定することによって借金を返済し，少しでも貯金ができるようにします。こうすれば，「次も頑張って行動すれば，また良いことがあるはず！」と心の余裕ができます。現状を肯定することは，借金が借金を増やす悪循環を断ち切り，貯金が貯金を増やす好循環へと変えていく力になるのです。

決め台詞「それって重要で」の効用

そのための決め台詞が，「それって重要で」です。この決め台詞を自分自身に対して使うことによって，相手の言動の中で重要な部分を見つけて伝えざるを得なくさせるのです。

例えば，スタッフＡさんが患者さんの止血の際にうまく穿刺箇所を押さえることができず，出血させてしまったとします。リーダーがその報告を受けている時，Ａさんから「(止血)ガーゼの巻き方が甘かったからだと思います。もっと厚みのある巻き方をして押さえれば良かったです」という意見が出たら，リーダーは「それって重要で，患者さんごとに血管の様子を観察しながら，どのようなガーゼの巻き方が適切かを考えることが大切なのよね！」といった伝え方をするのです。

このように，一見するとＡさんにとって失敗体験になりかねない状況であっても，決め台詞を使うことによって，成功体験に変えていくことができるのです。

★決め台詞を使う時の3つのポイント★

①失敗に見えても失敗ではないと意味づけよう！

だからこそ，皆さんに求められるのは，出来事を肯定するための「意味づける力」です。たとえ本人が否定的にとらえる出来事であっても，それを失敗と意味づけなければ失敗にはなりません。Ａさんが止血の際に出血させてしまったことは事実ですが，戻ることのできない過去をただ後悔するのではなく，あらゆる患者さんの止血を行う時の教訓として未来に生かしましょう。そのためには，失敗より成功に目を向けられるような肯定的な意味づけをしていく必要があるのです。

②成功体験につながる「かけら」を見つけよう！

肯定的な意味づけにおいてまず大事なことは，出来事の中から成功体験につながる「かけら」を見つけることです。先の例でも，リーダーは失敗体験につながる「出血」という出来事ではなく，成功体験につながる「ガーゼの巻き方」という言葉（かけら）に注目しました。このように，出来事のどこに注目するかによって失敗体験の材料になるのか，成功体験の材料になるかが決まります。

③点と点をつなげて線にするイメージを常に持とう！

本人にとっての成功体験につながるかけらを見つけたら，それが実際の成功体験になるよう肯定的に意味づけていきます。そのためには，普段から物事（点）と物事（点）をつなげる癖をつけておくことが大切です。

先の例で，リーダーがすぐに肯定的に意味づけできたのも，常日頃から「血管の様子」という点と「ガーゼの巻き方」という点の関係（つながり）を意識していたからにほかなりません。「アレとコレはつながってるかも」というように，日常的に物事の関係性をとらえる訓練をしておきましょう。

伝えるための決め台詞

正直に言うと
〔理想と現実の両方に向き合う〕

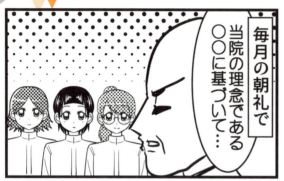

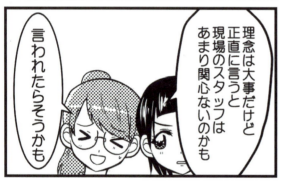

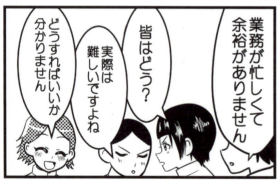

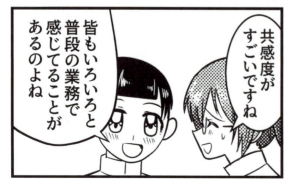

理想と現実の間で現場スタッフは苦悩する

　医療の理想として象徴的なのが，医療機関の「理念」です。法人組織における理念は，問題解決の六大大陸で言う目的に当たるからです。すべての医療行為は，理念という目的を実現するための手段であり，逆に言えば，理念がなければ，どのように医療行為をすべきかが本来は決まりません。しかし，「理想論だけではやってられない」。実際に医療現場で業務したことのある医療者は，こう思わざるを得ないような経験を一度ならずしてきたことがあるのではないでしょうか。

　私はよく，現場をジャングルに例えます。このジャングルで生き抜くためには，理想だけではなく，厳しい現実に向き合う必要があります。誤解のないように先にお伝えしておくと，法人組織において，理念は最も重要であることは言うまでもありません。ただ，現実的に難しいのは，その理念を実現するのは，さまざまな性格や価値観，考え方を持った生身の人間であり，現場というジャングルの中でそれを実現するには，生身の人間には過酷だということです。私はよく「理念の言葉は，医療者の（国家）資格というDNAに擦り込まれています」といった表現をします。医療者が患者さんの命を救う使命を持った専門職である以上，理念に反対するスタッフは誰一人いないでしょう。でも，だからこそ，スタッフは理念という理想と現場（業務）という現実の間で苦悩するのです。

アレ（理念）とコレ（現場）をつなげる

　このような苦悩から抜け出すために私がよく伝えていることが，「アレとコレをつなげる」という言葉です。アレとは，スタッフから見ると高い

ところにある理念のこと，そしてコレとは，スタッフが毎日のように過ごしている現場（業務）のことです。なぜスタッフが苦悩するのかというと，理念のような美しい言葉をどのように現場業務に落とし込めばよいかが分からないからです。例えば，「理念に『最適な医療を提供します』とあるけれど，今私の目の前にいる○○さん（患者さん）に対して，何をすることを『最適な医療』と考えればいいんだろう？」といった疑問にスタッフ自らが答えを出せなければ，実際の業務の中で理念に基づく行動を取ることは困難です。だからこそ，例えば「ここで言う最適な医療とは，今私の目の前にいる（血圧の下がりやすい）○○さんに対して，15分おきに血圧を測ることによって，血圧低下を未然に防ぐことなんだ」といった具体的な理解と納得感を持ってもらう働きかけが大切になるのです。ここでは，象徴として理念を取り上げているだけで，これは部署の年間目標でもスタッフ個人の目標設定でも同じです。大事なことは，スタッフ皆が理想と現実のどちらにも向き合うことなのです。

決め台詞「正直に言うと」の効用

　理念や部署の年間目標，個人の目標設定など，綺麗な言葉で理想を語るだけではなく，現実に向き合いながら，両方の折り合いをつけていく。そのために役立つ決め台詞が，「正直に言うと」です。例えば，「理念は私たち医療者がこの施設で働く上で，一番大事なことだと思います。でも，あえて正直に言うと，現場のスタッフはあまり関心がないのではないでしょうか。私たちにとって本当に関心があるのは，今日一日の出来事であり，今目の前で起こっている業務を何とかこなしていくだけで精一杯だと思うんです。皆さんはどうですか？」といった健全な意見をほかのスタッフに投げかけ，皆で一緒に理想と現実の着地点を考えていく。つまり，この決め台詞は，「今から本音を言います。厳しい内容かもしれないけど，私も勇気を持って言いますので，しっかり聞いて受け止めてください」というメッセージなのです。

⭐決め台詞を使う時の3つのポイント⭐

①自分がどう印象づけられるかを考えながら使おう！

　「正直に言うと」という決め台詞は，「これから本音を言いますね」というメッセージですから，相手はその言葉どおりに自分の頭の中で皆さんを印象づけます。それが，相手にとって「忖度せずにズバっと言ってくれて気持ちがいい」と好意的な印象を持ってくれればよいのですが，「もう少し配慮して言ってほしい…」と否定的な印象を持ってしまう可能性もあります。自分の発言によって相手がどのような印象を持ちそうか，常に考えながら使ってください。

②伝えるタイミングを慎重に見定めよう！

　相手にとって厳しい現実を伝える際には，「いつ，どのタイミングで伝えるべきか」を見定めることが大切です。それを間違えてしまうと，相手にとって単なる批判と受け止められかねませんし，場合によっては，組織全体の空気を白けさせてしまうかもしれません。

③単なる批判ではなく未来につながる提案をしよう！

　現実と向き合うということは，単なる批判や愚痴を言うことではありません。問題解決において大事なことは，いかに厳しい現実を共有しようとも，最終的には未来への希望につなげることです。「この厳しい現実をどのように意味づければ，患者さんや私たちにとっての未来の希望につながるのか」を常に考え，未来につながる提案をしていきましょう。

伝えるための決め台詞

患者さんの立場だったら〔患者視点で伝える〕

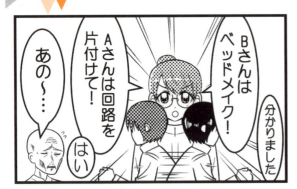

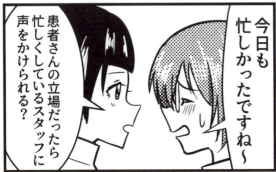

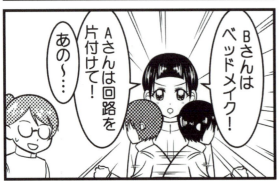

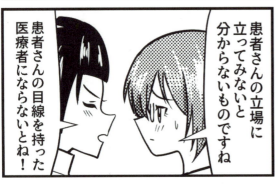

大義名分によって逆に目的を見失ってしまう？

「医療者の使命は，患者さんの命を救うこと」。これが，すべての医療者に擦り込まれている大義名分でしょう。多忙な業務の中で医療の質が保たれているのも，この大義名分に支えられたスタッフの努力の賜物と言っても過言ではありません。だからこそ，法人組織に理念が最も大事なように，医療者個人としての理念に当たるこの大義名分は，これからもスタッフにとってより所であり続けるはずです。

ただ，この大義名分があまりに当たり前の空気になってしまっているがゆえに，自分たちの行動を振り返る機会をつくらず，逆に目的を見失ってしまうことはないでしょうか。そのような場面の象徴的な例が，P.12でも取り上げた「業務をこなす中での手段の目的化」です。そこで，健全に疑うことが必要になるのです。

気づかないうちに主役が入れ替わる恐ろしさ

手段の目的化の恐ろしいところは，気づかないうちに「主役」が入れ替わってしまうことです。業務とは，正しい行動を取るための「仕組み」です。「何をしなければいけないんだろう？」と一つひとつ考えていては医療現場は回りませんから，業務という仕組みをつくることによって，「今何をすべきか」を明確にしているのだと言えます。ただ，これは見方を変えれば，考える機会を奪うことにもつながりかねません。なので，スタッフがあまり深く考えずに「決められた業務をこなしてさえいれば間違いはないはずだ！」と思ったとしても不思議ではありません。そうして

粛々と業務をこなしていくこと自体が目的化していった結果起こるのが，「主役」の入れ替わりです。なぜなら，「業務」自体の主役は医療を受ける患者さんですが，「業務をこなすこと」の主役はスタッフ自身だからです。こうして，気づかないうちに主役が入れ替わることによって，いつのまにかスタッフ自身に都合のよい業務のこなし方に変わってしまうのです。

自分たちの行動を振り返る勇気を持つ

大義名分と多忙な業務の空気が広がっている組織の中で，わざわざいったん立ち止まり，自分たちの行動を振り返ることはとても勇気のいることです。ですが，人が失敗を繰り返すのは，過去を振り返り教訓を得ないからです。自分たちの行動を振り返り，いつのまにか主役が入れ替わってしまっていることに気づいたら，本来の主役（患者さん）に役を譲る。そのような勇気を持つことが大切なのです。

決め台詞「患者さんの立場だったら」の効用

大義名分を実現するために，大義名分に逃げない。そのために重要なのが，「患者さんの立場だったら」という決め台詞です。

P.12の例で言えば，「私たちは患者さんに迷惑をかけないために効率良く業務をこなしてるけど，患者さんの立場だったらどうだろう？　忙しくしているスタッフに声をかけられる？　私が患者さんだったらできないと思う」というように，スタッフ目線から患者さん目線に変える演出をしていくのです。

大義名分がやっかいなのは，「当たり前！」「言うまでもないこと！」という暗黙の前提があり，本当にそれが実現できているかどうかをわざわざ確認する空気ではなくなってしまうことです。この当たり前を確認できる空気に変えるために，この決め台詞を共通言語にする必要があるのです。

★決め台詞を使う時の3つのポイント★

①意図的に「あなただったらどう？」と問いかけてみよう！

この決め台詞もまた，スタッフ批判だと受け止められがちです。つまり，「私が患者さんの立場だったら声をかけられない」という意見だけでは，「患者さん（私）vs. ほかのスタッフ（あなたたち）」という対立構造を生んでしまいます。ですから，自分の意見を共有するだけでなく，「私はこう思うけど，あなただったらどう？」というように，ほかのスタッフにも同じ問いを投げかけてみましょう。

②患者さんの立場が分からない場合は体験してみよう！

治療中の目線一つをとっても，業務をこなすスタッフの（立っている）目線と患者さんの（ベッドに寝ている）目線は大きく異なるため，スタッフが患者さんの目線をイメージするには限界があります。だからこそ，実際に患者さんの立場を経験することが大切です。

P.12の例であれば，治療後にスタッフを集め，治療中の業務の演技をしてもらい，実際にベッドに寝てそれをながめてもらいます。そうすれば，「患者さんからは私たちがこう見えているんだ」ということに気づくことができます。

③患者さんの目線を持った専門職になろう！

患者さんの立場で考えると言っても，それは単に患者さんの代弁者になることではなく，高度な専門職である自分が患者さんの目線を持つということです。なぜなら，患者さんが希望していることと患者さんのためになることは，必ずしも同じではないからです。

例えば，ある治療を行う患者さんに「どのような治療を受けたいですか？」と聞いても，「楽な治療」「痛くない治療」「早く終わる治療」というような答えしか返せないでしょう。どのような治療がその患者さんに適しているのかは，高度な専門職である医療者が提案しなければなりません。これが，患者さんの目線を持った専門職という意味です。

伝える ための決め台詞

私はこう思います
〔自分の言葉で伝える〕

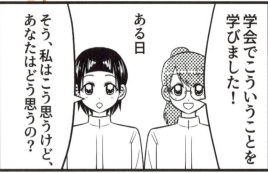

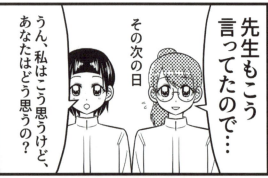

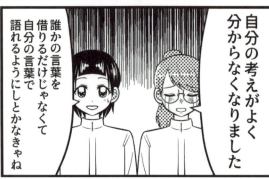

医療現場は「？＋？＝？」の世界

　私たち医療者は，知識を覚える教育は受けてきましたが，考える力を養う教育を受ける機会はほとんどなかったのではないでしょうか。

　私たちがこれまで受けてきた一般的な教育は，「1＋1＝？」の世界。唯一絶対の答えがあって，いかにその正解にたどり着くかを学びます。しかし，皆さんも痛いほど実感しているとおり，医療現場は「？＋？＝？」の世界です。唯一絶対の答えなどありません。スタッフはもちろん患者さんも，何が最適な答えなのか分からないことがたくさんあるでしょう。さらに言えば，答えだけでなく問いさえも分からないことだってあります。まさに「分からない」ことだらけの中で，患者さんとスタッフが共に試行錯誤しながら，最善の答えを探さなければなりません。そのために，自分の頭で考える力が必要不可欠なのです。

自分の言葉で語っているか？

　では，自分の頭で考えるとは，どういうことでしょうか。それは，「自分の言葉で語ること」です。

　言葉は考えるための道具です。「有名な〇〇先生がこう言っていたから」とか「この本にそう書いてあったから」ということではなく，それを踏まえて「なるほど分かりました。では，あなたはどう思いますか？」と問われた時に，自分の言葉で語ることができるでしょうか。これが，自分の頭で考えるためにとても大切な営みなのです。

借り物の言葉では共感してもらえない

　偉人や有名人の言葉には説得力があります。それは，その人たちが苦労して経験した結果得られたものだからです。私たちは同じ体験をできませ

んから，そうした言葉（名言）を利用しない手はありません。しかし，それらの言葉を拝借して相手に伝え，たとえ共感してもらえたとしても，それは偉人や有名人に対して共感したのであって，自分に共感してもらえたわけではありません。だからこそ，借り物の言葉ではなく自分の言葉を持つことは，信頼関係を大前提とするコミュニケーションにおいて，重要な意味を持つのです。

「自魂他才」で自分の言葉を磨き上げる

ただ，ゼロから自分の言葉をつくり上げていく必要はありません。世の中にあるさまざまな言葉は，先人たちの言葉（知恵）をいろいろな人たちが磨き上げたものでしょう。和魂洋才ならぬ「自魂他才」で自分の言葉を磨き上げればよいのです。

他者の言葉（知恵）を自分の中で咀嚼し，自分の経験や思いを練り込み，自分の言葉として磨き上げる。その営みの中でこそ，本当の意味で自分の頭で考える力が養われます。その考える力こそが，「？＋？＝？」の世界における最善の答えを導き出すための力になります。

決め台詞「私はこう思います」の効用

「自魂他才」で自分の言葉を磨き上げ，自分の頭で考える力を養うきっかけになる決め台詞が，「私はこう思います」です。

ここでのポイントは「私は」という2文字で，これが入っているかどうかによって大きく変わります。なぜなら，単に「こう思います」というだけでは，「（○○先生が言ったので）こう思います」という表現もできてしまうからです。これでは，実は他者からの借り物の言葉であるのにもかかわらず，自分の頭で考えた結果のように思い込んでしまいます。そうならないために，「私」を強調することが大切なのです。

★決め台詞を使う時の3つのポイント★

①とにかく言葉を発信してみよう！

よく言われることですが，まずは言葉にして発信することが大切です。人に見られる（聞かれる）と，借り物の言葉はすぐにバレてしまいます。「この人，どこかで聞いたことのある言葉を自分の考えのように言ってるわ」と思われると恥ずかしいので，他者の言葉と「被らない」言葉を発信しようと考えるはず。この「恥をかきたくない」という感情を原動力にして，言葉を磨いていくことが有効です。

②普段から健全に疑う癖をつけよう！

他者の言葉から私の言葉を磨いていくために大切なのは，「健全に疑う」ことです。

例えば，「組織はリーダーの器以上に大きくならない」という言葉があります。これはもちろん正しいのですが，「それだけではないのではないか？」と健全に疑ってみるのです。その結果導き出されるのは，「そのリーダーもまた，組織の空気に従う」です。現実の世界は，リーダーが組織を統制しているように見えて，実は組織にリーダーが統制されてしまっているのではないでしょうか。このように健全に疑ってみることによって，自分の言葉（考え）がまとまっていくのです。

③患者さんのためになる確信を持とう！

ノンテクニカルスキルが医療に必要だと私が考える理由は，透析治療の現場で多くの患者さんに出会ってきたからです。ですから，他者に批判されようが関係ありません。批判する人たちを説得して納得してもらいたいわけでも共感してもらいたいわけでもなく，ただ患者さんに貢献したいだけだからです。

このように，患者さんのためになるという自信を超えた確信があれば，それが何より自分の言葉で語る源泉になります。何も恐れる必要はありません。堂々と確信した道を突き進めばよいのです。

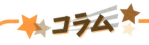

人を動かすマネジメントの森への招待

　物事を正しく理解するためには,「木を見る前にまず森を見る」ことが大切です。動かすための決め台詞（P.74〜93）では, マネジメントに役立つ決め台詞を学んでいきますが, それらをより理解していくために, 人を動かすマネジメントの森（全体像）へ招待したいと思います。

　スタッフにやる気になって動いてもらうためのマネジメント（仕組み）とは何か。それは, 実は4つの要素で整理ができます。1つ目は「配置」のマネジメント。できれば自分の得意な業務や興味のある業務に就きたいからです。そのためには, 適材適所の配置について考える必要があります。2つ目は「評価」のマネジメント。自分の得意な業務や興味のある業務で最大限努力したのであれば, それを誰かに認識してもらいたいからです。そのためには, 公平な評価について考える必要があります（一方で, 私は「評価不要論」という身も蓋もないことを提唱しています。理由はP.76をご覧ください）。3つ目は「報酬」のマネジメント。自分の働きを認識してもらえたのであれば, それに応じた対価が欲しいからです。そのためには,「給料」や「地位」といった外的報酬だけでなく,「やりがい」「ワクワク感」といった内的報酬についても考える必要があります。4つ目は「育成」のマネジメント。もし, 自己成長できれば, 業務でさらに良い働きができ, 高い評価と報酬が得られるからです。そのためには, 手段の目的化にならない育成（OJTとOff-JT）について考える必要があります。

　これら4つの要素は, あくまでも組織の中で働くスタッフを対象としたマネジメントですが, 実はもっと重要なことがあります。それは, これから組織の中で働く医療者を対象とした「採用」のマネジメント。医療現場は深刻な人不足であることは, 皆さんも肌身で感じていることでしょう。しかし, だからと言って誰かれ構わず採用してしまうと, スタッフは増えたのにもかかわらず, もめ事も増えてさらに疲弊してしまうという事態になりかねません。したがって, すぐにでも人を増やしたい思いをグッとこらえて, 誰に組織というバスに乗ってほしいのか, 逆に乗ってほしくないのかを, 慎重に慎重を重ねて判断しなければなりません。そのために最も重要な判断基準が,「ビジョン（法人組織のあるべき姿）」です。目的地（ビジョン）を明確に表示し, より共感する人にバスに乗ってもらうのです。

　一方で, バスに乗る人がいれば, 降りる人もいます。それが「退職」のマネジメント。もし, その組織に幻滅して辞めてしまうスタッフが増えると, その噂が地域に広まって, バスに乗りたいと思う人が減ってしまうかもしれません。だからこそ, バスから降りそうなスタッフを事前に把握し, 適切なフォローをしていかなければなりません。

　「配置」「評価」「報酬」「育成」「採用」「退職」のマネジメント。これら6つの木から成るのが, 人を動かすマネジメントの森です。

　動かすための決め台詞では, このうち「配置」「評価」「（内的）報酬」「育成」のマネジメントに役立つ決め台詞を学んでいきます。

ビジョンの映像化のススメ

　私が医療機関の組織変革を伴走する上でトップなどに強くお勧めしているのが，「ビジョンの映像化」です。

　医療機関全体で問題解決の旅をする上で，この法人組織はこれからどこに行くのか，つまり目的地（ビジョン）を明確に決めることが極めて重要です。しかし，ビジョンは，あくまでも未来の現実世界。考えるための決め台詞「どうなりたいの？」（P.16）で学んだように，言葉や文字だけでは表現できない映像の世界です。

　左記で取り上げた「人を動かすマネジメントの森」において，この「ビジョンが明確になっていない」ということは，それぞれの木の問題における本質的な原因になると言っても過言ではありません。まず特徴的なのが，「採用」のマネジメントです。皆さんも，普段の生活でバスに乗る時，行き先がよく分からないバスには不安で乗れないはずです。それと同じで，採用される側からすると，これから何年も働き続けるかもしれない医療機関がいったいどこに向かっているのか，それは自分が求めている場所なのかが分からなければ，積極的にその施設に入職したいとは思わないでしょう。逆に，採用する側からすると，ビジョンが明確でないということは，その未来の現実世界で働く「あるべきスタッフ像」も明確になりませんから，どのような医療者に入職してもらいたいのかは，本来決まらないはずです。

　この「ビジョンが明確になっていない＝あるべきスタッフ像が明確になっていない」という状況は，ほかの木にも影響します。どのような適材適所にすればよいかが分からないので，「配置」のマネジメントがうまくいかない。どのように公平に評価すればよいかが分からないので，「評価」のマネジメントがうまくいかない。どんな対価を提供すべきかが分からないので，「報酬」のマネジメントがうまくいかない。どのような意欲や能力が求められるのかが分からないので，「育成」のマネジメントがうまくいかない。そして，どのようなスタッフに辞められると困るのかが分からないので，「退職」のマネジメントがうまくいかない。このように，ビジョンを明確にしなければ，人を動かすマネジメントの森全体に影響を与えてしまうのです。

　だからこそ，まさに本書のコンセプトでもあるように，「概念」から脱却し「行動」レベルで明確にするための「ビジョンの映像化」が重要なのです。実際に，私はよく「ビジョンのプロモーションビデオを作ってください」と伝えています。もちろん，専門の制作会社に頼んで素敵なビデオを作ってもらうのもよいのですが，ここで大事なことは，「プロのような高い完成度」ではなく「スタッフが自分たちの未来の現実世界を具体的にイメージできる」ことです。ですから，例えば，スタッフの方々に演技してもらいながら，「10年後の未来の当院の医療現場」のドラマをスマートフォンで撮影し，皆でイメージできる映像を作ればいい。編集など粗削りで構いません。そのビジョンのプロモーションビデオ（仮）をきっかけに，皆で少しずつビジョンを作り込んでいけばよいのです。

　ぜひ，皆さんの医療機関もビジョンのプロモーションビデオ作りを。きっと問題解決の景色が変わって見えるはずです。

決める ための決め台詞

健全な根回しできてる？
〔事前に準備する〕

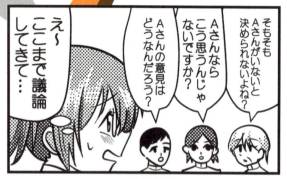
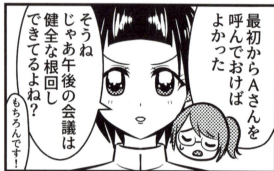
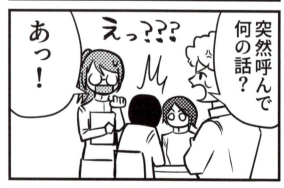
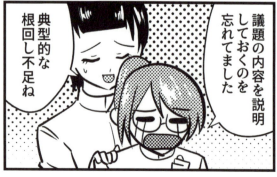

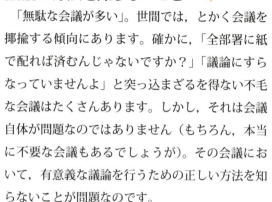

問題は会議ではなく，議論の方法を知らないこと

「無駄な会議が多い」。世間では，とかく会議を揶揄する傾向にあります。確かに，「全部署に紙で配れば済むんじゃないですか？」「議論にすらなっていませんよ」と突っ込まざるを得ない不毛な会議はたくさんあります。しかし，それは会議自体が問題なのではありません（もちろん，本当に不要な会議もあるでしょうが）。その会議において，有意義な議論を行うための正しい方法を知らないことが問題なのです。

不毛な議論で，命にかかわる意思決定をしている恐ろしさ

現場で新たに取り組む重要な物事は，トップダウンで指示される以外は，基本的にカンファレンスやミーティングなどで議論され，意思決定されます。ですから，会議を軽視するということは，現場の医療の質を軽視することに等しいのです。そして，恐ろしいのは，質の低い議論によって，時に患者さんの命にかかわる意思決定をしてしまうこと，さらに，議論が不毛であっても現場の業務が日々回ってしまうということです。

議論の質は，準備の段階ですでに勝負がついている

だからこそ，議論の質を高めていかなければなりません。そこですぐに思いつくのは，議論の「さばき方」です。しかし，料理は仕込みの段階である程度出来が決まってしまうように，議論も準備の段階ですでに勝負がついていると言っても過言ではありません。

では，質の高い議論をするためには，どのよう

な準備をすればよいのでしょうか。それは,「ヒト」「コト」「モノ」の3つの準備です。

「ヒト」の準備とは,特に「意思決定者」に事前確認しておくことです。ありがちなのは,意思決定者がいないところで議論をするがゆえに,「Aさんがいないと決められないよね」と議論が進まなくなったり,会議で決定したことを「それは違うでしょ」と意思決定者にひっくり返されてしまったりすることです。ですから,意思決定者の参加が必要な場合は説明して出席を依頼し,参加してもらえない場合や参加が必要でない場合はどこまで決めてよいかを確認しておくことが大切です。

次に,「コト」の準備とは,議論の仕方を参加者に事前に説明しておくことです。特に,問題解決の六大大陸(P.8参照)のそれぞれの意味について説明し,一つひとつ順番に議論していくことを共有しておきます。

さらに「モノ」の準備とは,当日の議論を効率化するために事前に資料などを配布しておくことです。議論の目的と議題に関する現状の情報を事前に共有しておくことによって,すぐにあるべき姿の議論に進むことができます。

決め台詞「健全な根回しできてる?」の効用

このような事前の準備が十分かどうかを確認するための決め台詞が,「健全な根回しできてる?」です。この決め台詞のポイントは,「健全な」の部分。ともすると,「根回し」は良くないものだと考えて敬遠しがちです。しかし,ここでいう根回しは,あくまでも議論の質(現場の医療の質)を高め,患者さんの命を支えるために行うものです。「健全な」という言葉は,そのことをスタッフにアピールし理解してもらうために役立ちます。このようにして,組織全体に「根回しは良いものだ」という空気をつくっていくことが大切なのです。

★決め台詞を使う時の3つのポイント★

①参加者の議題に対する興味や意見を想定しよう!

「ヒト」の根回しでもう一つ大事なことは,その議題に対して各参加者がどのような興味や意見を持っているかを事前に想定しておくことです。それは意思決定者はもちろん,意思決定権はなくてもほかのスタッフに対して影響力のあるスタッフが,その議題に興味がなかったり強い反対意見を持っていたりすると,会議の中で思いもよらぬ発言をして場を白けさせることがあるからです。そのようなことが想定される場合は,事前にそのスタッフに,議題の目的や現状(状況や背景)を詳しく説明しておきます。

②意見の違いではなく情報不足を解消しよう!

ただし,その際に大事なことがあります。意見が違うことに対して説得しようとしないことです。たとえ皆さんが明確な意見を持っていても,それが正しいとは限らないからです。相手の意見の方が正しい場合もあるかもしれません。どちらの意見が正しいのかは,まさに議論の中で明らかにすることです。

根回しで注目すべきことは,意見ではなく「情報」です。つまり,議題に関する情報不足のために相手が反対意見を持っている可能性を考え,正しい情報を伝えることです。

③健全な根回しをルーチン化しよう!

意思決定者を巻き込み,議論の仕方や議題の情報を共有しておく。これらのことが事前にできていないがゆえに,これまでいかに不毛な議論に時間を費やしてきたのかが分かったはずです。であれば,カンファレンスやミーティングの際には,これらの健全な根回しを当たり前に行うように,組織の中で日常業務化(ルーチン化)していってください。

決める ための決め台詞

健全な批判をしましょう
〔議論しやすい場をつくる〕

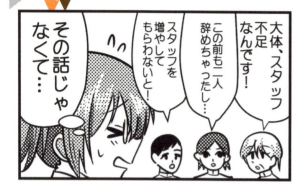
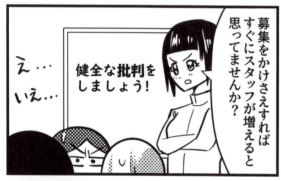
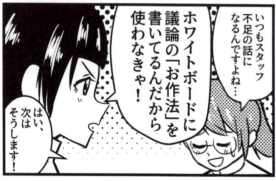
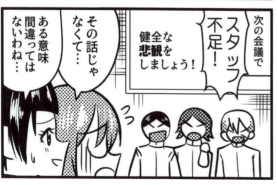

議論の事故を起こさないために「お作法」が必要

健全な根回しによって「意思決定権」「やり方」「情報」を準備した上で議論を始めるのは必要条件ですが，実際に議論を始める際に，参加者全員で共有しておくべきことがあります。

それは，議論のお作法（ルール）です。議論の最中に，「○○さんが悪い！」などの個人攻撃が始まったり，「何か意見はないですか？」と聞いても誰も答えず沈黙してしまったりするのは，議論の「お作法」を決めていないからです。このような議論の事故を起こさないためには，車を運転する時の交通ルールのように，議論の「お作法」を守る必要があるのです。

議論のための4つのお作法とは？

「お作法」は，大きく4つあります。

1つ目は「目的を明確にする」こと，2つ目は「問題解決の考え方に基づいて議論する」ことです。これらは，事前準備の際に，健全に根回しをした内容を再度確認します。

3つ目は，「タダ乗り禁止令を出す」こと。「タダ乗り」とは，会議に参加しているのに議論には参加せず，他者に発言させて自分だけ楽をすることです。このタダ乗り禁止令を出す理由は2つあり，1つは問題解決の知恵を出してもらうためです。もう1つは，沈黙して同調した「ふり」を許すと，議論で決まったことを実行してうまくいかなかった時に「私はあの時賛成したわけではないので…」と言い訳できてしまうからです。

そして4つ目が，「健全な批判をしていく」ことです。例えば，私がさまざまな医療機関の問題解決においてよく聞くのが，「スタッフ不足」と

いう言葉です。そうすると，すぐに「スタッフを増やしてもらう」という対策を考えがちになるのですが，これを健全に批判するための問いが，「募集をかけさえすれば，すぐにスタッフが増えると思っていませんか？」です。私は事あるごとに「スタッフ不足で…」という話を聞いているので，少子化でますます労働人口が減っていくであろうこれからの時代，スタッフを増やすことは相当に厳しくなると考えていますが，ほかの施設の状況を知らなければ，そのような期待を抱いても仕方ありません。このように，人は置かれた状況の中で，それぞれにいろいろな色眼鏡をかけて見ていますから，その色眼鏡のせいで見るべきものが見えず，見えるはずのないものが見えてしまいます。ですから，スタッフ同士でお互いの色眼鏡を外していかなければならないのです。それが，健全な批判の大切さです。

決め台詞「健全な批判をしましょう」の効用

　一方で，教科書的にはそのとおりなのですが，だからと言って「あなたはこんな色眼鏡をかけていますよ」と指摘されたいと思っている人は，まずいません。むしろ，他者からの批判は神経を逆なでしますから，その人は「何かあったら逆に批判してやろう」と仕返しの機会をうかがうようになり，険悪な空気に支配されていきます。だからこそ大事なのは，やはり「健全な」という言葉です。

　なぜ単なる批判は人を嫌な気持ちにさせるのかというと，それは言われた本人が「人格を否定された」と感じるからです。しかし，「健全な」批判は，自分たちのため，もっと言えば患者さんのために建設的な議論をしましょうという意思表示です。ですから，「健全な」という言葉を使う以上，「私はあなたの人格を否定してはいませんからね。あなたも思い違いしないでくださいね」というメッセージになる（する）のです。

⭐決め台詞を使う時の3つのポイント⭐

①ホワイトボードに大きく掲げよう！

　人が物事を意識し続けるための仕組みが「見える化」です。見える化と言っても，難しく考える必要はありません。会議が始まる前に，ホワイトボードに大きく「健全に批判しましょう！」と書けばよいだけです（他の「お作法」も書いてください）。そして，事あるごとにホワイトボードを確認しながら発言してもらいます。そうすることで，健全な批判に慣れていくことができます。

②率先垂範で自ら使いまくろう！

　いくら健全に批判することを「お作法」として共有しても，スタッフはすぐには適応できません。なぜなら，そのような光景を見たことがないので，やり方が分からないからです。だからこそ，皆さんが率先垂範でこの決め台詞を使いまくり，手本を示すことが大切です。その中で，「あえて，今のAさんの発言を健全に批判すると…」というように，「あえて」などの言葉も付け加え，「私は『お作法』に従って健全に批判しているのであって，単なる批判じゃないですよ」ということを伝えるのも有用です。

③健全に批判した結果を成功体験につなげよう！

　人は「だろう（想像）」よりも「だった（事実）」を信じます。健全な批判も同じで，いくら「建設的な議論ができるようになるから」と説明しても，実際に体験しなければ納得できません。ですから，会議の最後に，「今回，いつもと違ってこれだけの有意義な意見が出たのも，皆さんが健全に批判をし合いながら議論できたからですね！」と，成功体験を意図的に演出してください。

決める ための決め台詞

何時までに決めますか？
〔議論の時間を決める〕

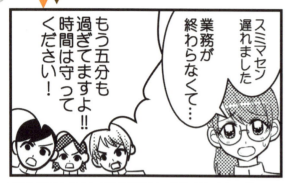

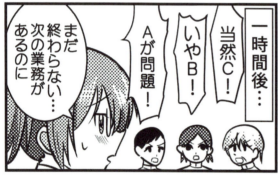

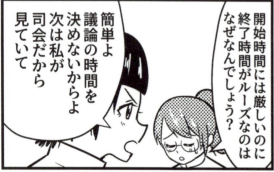

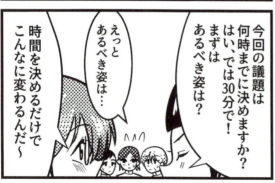

時間を決める大切さ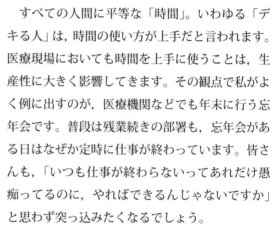

　すべての人間に平等な「時間」。いわゆる「デキる人」は，時間の使い方が上手だと言われます。医療現場においても時間を上手に使うことは，生産性に大きく影響してきます。その観点で私がよく例に出すのが，医療機関などでも年末に行う忘年会です。普段は残業続きの部署も，忘年会がある日はなぜか定時に仕事が終わっています。皆さんも，「いつも仕事が終わらないってあれだけ愚痴ってるのに，やればできるんじゃないですか」と思わず突っ込みたくなるでしょう。

　ではなぜ，忘年会の日は定時に仕事を終えることができるのでしょうか。それは，「時間が決まっている」から。つまり，仕事を終えないと忘年会に間に合わない。忘年会は全部署のスタッフが集まるのに，私たちだけ遅れると迷惑をかけてしまう」と考えるからです。逆に言えば，普段の業務では，終業時間が決まっていても，「残業扱いになるから（業務が終わらなくても）大丈夫」とどこかで思っているのです。

たった15分の議論でも
問題解決プランは作れる

　時間を決める大切さは，現場の業務でも会議でも同じです。私が講師を務める多くの研修では実際に問題解決の議論をしてもらうのですが，15分の議論でもある程度具体的な問題解決プランが出来上がるグループはたくさんいます。ただし，私は議論してもらう前に，次のようなことを伝えます。「話し合ってもらう時間は15分なので，『給料が安い』という問題を設定しても，おそらく解決できません（笑）。15分で問題解決プランが作れる問題を取り上げてください」。つまり，時間を決めるこ

とによって，より現実的な議論になるのです。

限られた時間で大量の知恵を集める方法

　複数のスタッフで議論するのは問題解決の知恵を集めるためですが，そのためには，それぞれのスタッフに発言をしてもらう時間が必要です。私は経験的に，議論する時の効果的な人数は4〜5人が限度（理想は3人）だと考えています。それは，これ以上参加者が増えると発言しない（できない）人が増えるというのが理由の一つです。

　では，限られた時間の中で，多くの知恵を集めるためにはどうすればよいのでしょう。私は，2つの方法をお勧めします。

　1つは，「グループ化」です。例えば9人参加者がいた場合，3人ずつ3つのグループに分かれて議論し，それをまとめるというものです。そうすれば，1人当たりの発言量を簡単に増やすことができます。もう1つは，「チャット化」です。院内SNSを業務で使っていれば，それをスクリーンに表示しながら，一斉にチャットで発言してもらうのです。実際に1人ずつ発言するのに比べて，短い時間で比較にならないほど多くの発言を集めることができます。

決め台詞「何時までに決めますか？」の効用

　限られた時間の中で議論の生産性を高めるための決め台詞，それが「何時までに決めますか？」です。この決め台詞を使って時間を設定することで，次の3つの変化が起こります。

①無駄な発言ができなくなるので，議論のスピードが上がる
②大きな問題を取り上げる時間がないので，問題が小さく分けられ具体的になる
③問題の大きさと設定された時間を勘案しながら，問題解決のどこの議論までを行うか（途中で終わった場合，残りをいつ議論するか）を計画的に決めようとする

　会議において，始まる時間だけでなく終わる時間を決めることは，これだけ大きな変化を生み出すのです。

★決め台詞を使う時の3つのポイント★

①時間管理の担当を決めよう！

　皆さんも実感していることと思いますが，議論が白熱すると時間を忘れてしまうものです。ですから，時間を決めたら，同時に時間を管理する担当者も決めてください。その際は，「原因に関するご意見ありがとうございます。では，あと10分ですので，そろそろ対策について考えていきましょう」というように，会議の進行役が議論をまとめながら自然に時間を共有するとよいでしょう。

②時間が来たら途中でも議論を終わりにしよう！

　ありがちなのは，議論の時間を決めたものの予定どおりに進まず，結局，終了時間を過ぎても議論を続けてしまうことです。これでは，時間を決めた意味がないだけでなく，「時間は守らなくてもいい。だって，前回もそうだったから」というように，それが前例となり時間が守られなくなってしまいます。ですから，この取り組みを始めた当初は特に，たとえ中途半端であっても，時間が来たら議論を終えて解散してください。

③意図的に時間を減らしていこう！

　「議論が効率的になるから時間が減る」のではなく，「時間が減るから議論が効率的になる」。このようにとらえ，普通に考えたら1時間かかりそうな議題を，「では，この議題は50分で議論していきましょう！」というように，意図的に短く設定してみてください。

論点を整理しますね
〔論点を明確にする〕

決めるための決め台詞

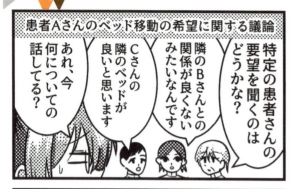

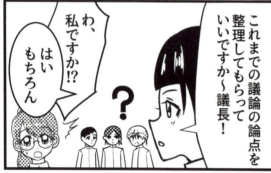

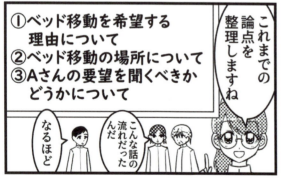

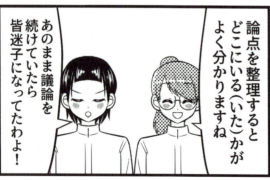

論点を制するものは議論を制する

　私は，仕事柄医療に携わるさまざまな職種や分野の方々の議論をまとめる機会が多くあります。しかし，私が従事していたのは透析医療ですから，ほかの分野について詳しく知っているわけではありません。それでも議論をまとめることができるのはなぜでしょうか。

　それは，論点を制する方法を知っているからです。論点とは，「意見が答えとなる問い」のことです。実は，議論や対話などのコミュニケーションは，論点（問い）と意見（答え）でできているのです。

　例えば，患者Aさんのベッド移動の希望に関する議論をしている場面。あるスタッフが「どうも隣のBさんとの関係が良くないみたいなんです」と意見しました。「ベッド移動を希望する理由について」答えています。別のスタッフが「Cさんの隣のベッドが良いと思います。お2人は普段から仲が良いみたいですから」と意見しました。「ベッド移動の場所について」答えていることが分かります。これは何を意味しているのでしょうか。

　それは，参加者の意見をコントロールしたければ，論点をコントロールすればよいということです。もし，議論の中で，「ベッド移動の場所について」という論点を，「Bさんとの関係の改善について」という論点に変えてしまったらどうでしょうか。すると，「私たちが両者の話を聞いて間を取り持つ」といった具合に，スタッフの意見を意図的に変えることができる。これが，「論点を制する者は議論を制する」という意味なのです。

論点は「○○について」という言葉で表現する

　論点の見つけ方は実にシンプルです。それは，

「○○について」という言葉で表現してみることです。例えば先の例で，あるスタッフから「そもそも，特定の患者さんの要望を聞いてしまうと，ほかの患者さんの要望も聞かないといけなくなりますよね」と意見があったとします。

これは，何について意見しているのかというと，「Aさんの要望を聞くべきかどうかについて」です。そして，この論点に関して，このスタッフは「聞くべきではない」と考えています。もっと言えば，「ベッドを移動するのではなく，Bさんとの関係改善の対策を取るべきだ」と考えているのです。

すべての問題解決の議論の土台は6つの論点で整理できる

では，問題解決の議論において，どのように論点を制していけばよいのでしょうか。そのために最も重要な土台となるのは，もちろん六大大陸（P.8参照）です。すべての議論を「目的について」「現状について」「あるべき姿について」「問題について」「原因について」「対策について」とそれぞれの論点で整理するのです。そうすると，先の「ベッド移動を希望する理由について」という論点の土台は「原因について」，「ベッド移動の場所について」「Bさんとの関係改善について」という論点の土台は「対策ついて」であることが分かります。

このように，あらゆる問題解決の議論の個別の論点は，六大大陸の論点で整理できるのです。

決め台詞「論点を整理しますね」の効用

問題解決は，「目的」→「現状」→「あるべき姿」→「問題」→「原因」→「対策」と順番に大陸を移動していく壮大な旅です。だからこそ，その旅には「今，自分たちはどこの大陸にいるのか（どこの論点を議論しているのか）」を教えてくれるツアーガイドの存在が不可欠です。そして，そのツアーガイドの口癖が，「論点を整理しますね」という決め台詞。

「では，これまでの議論の論点を整理しますね。まずは『ベッド移動を希望する理由について』という論点が議論されました。これは6つの論点で言うと『原因について』ですね。次に…」と，論点を整理することによって参加者（ツアー客）は迷子にならずに済むのです。

★決め台詞を使う時の3つのポイント★

①自分の頭の中で論点を整理する訓練をしよう！

論点に注目する考え方を身につける訓練としてお勧めしているのが，ほかの参加者の意見を聞きながら，「今は○○について話しているな」「さっきまで○○について話していたのに，今は○○についての話に変わっているな」というように，論点を考えてみることです。

まずは，ほかの参加者の意見を素知らぬ顔で聞きながら，自分の頭の中で論点を整理することから始めてみてください。

②論点が分からなければ質問してみよう！

「この人，何について話してるの？」と，ほかの参加者の意見の論点がよく分からないことがあっても，焦る必要はありません。その参加者に対して「すみません。確認したいのですが，今は何についてのご意見でしたか？」と聞いてみればよいのです。

大事なことは，参加者同士でお互いに論点を確認し合いながら議論していくことです。

③六大大陸の世界地図を広げて整理しよう！

旅に地図が必須なように，問題解決の議論の旅も六大大陸の世界地図が必須です。この世界地図を広げ（ホワイトボードに書いたり印刷したシートを使ったりして），議論が行われる中で，今どの論点が議論されているのかを，決め台詞を使いながら整理してみてください。

決める ための決め台詞

論点ずれてますよ
〔論点のずれを気づかせる〕

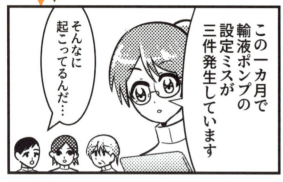

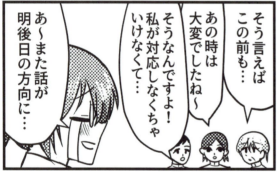

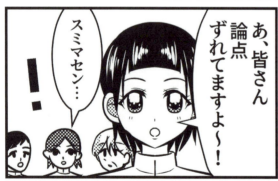

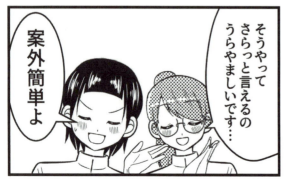

数分の議論でも論点はずれ続ける

「この数分の議論で論点がどのように変わっていったか，説明してみてください。まずは1つ目の論点は何についてでしたか？」。私は研修の中で，議論をいったん止めてこのような質問をします。皆さん半信半疑でなかなか論点を洗い出せないのですが，4つ，5つ論点が変わっていることが少なくありません。このことからも分かるように，実際の議論では，たった数分であっても論点はずれ続けていくのです。

問題解決の六大大陸ではどのように論点がずれるのか？

では，問題解決の世界地図である六大大陸（P.8参照）において，一般的にどのように論点がずれやすいのかを紹介します。

まず典型的なのは，「現状について」から「問題について」にずれるというものです。現状を洗い出さなければ本当の問題は見えにくいのですが，1つ問題が見えてくると，途端にその問題に関する議論に進んでいってしまいます。そして，「問題について」の論点は，すぐに「対策について」の論点にずれます。問題が分かると，すぐにそれを解決したいと考えるからです。しかし，「原因について」を論点とした議論がなされていないため，アイデアが足りず，あいまいな対策の議論になってしまいます。また，「原因について」を論点とした議論になったとしても，今度は問題と原因が混乱してしまいます。さらに言えば，議論自体されにくい論点があります。「目的について」と「あるべき姿について」です。こうなると，目的を押さえていないためにあるべき姿が描けず，あるべき姿を描かないために問題が正しく見えてきません。

原因と対策の中でずれやすい典型的な論点とは

　問題解決の議論では，六大大陸のそれぞれの大論点から，中論点，小論点へと議論が細かく分かれていきます。その中で，特に原因では「多忙な業務について」と「スタッフ不足について」，対策では「意識の高め方について（注意しましょう，気をつけましょう，確認しましょうなど）」といった論点にすぐにずれがちです。

決め台詞「論点ずれてますよ」の効用

　人はある物事を思いつくと，すぐにその論点に目移りしてしまいます。厄介なことに，自分に興味のある議論だと言いたいことが次々出てきてしまい，本人が気づかないうちに論点がずれていきます。このようにして，全員が「今，何について議論しているのか」を見失い，問題解決の旅の迷子になってしまうのです。旅の迷子を見つけ出し，正しい場所に誘導するのが，ツアーガイドの発する「論点ずれてますよ」という決め台詞です。

　この決め台詞を使う際は，明確にしておかなければならないことがあります。それは「本来議論すべき論点（あるべき論点）」です。本来居るべき場所が明確でなければ，皆が迷子になっているかどうかも分かりませんし，正しい場所に誘導することもできません。

　ですから，あるスタッフが「ダブルチェックをしっかりしていきましょう」という「対策について」意見した時，本来議論すべき論点が「問題について」であれば，「『対策について』の論点にずれてますよ。その論点は後で議論するので，『問題について』の論点に戻りましょう」というように論点のずれを気づかせて，本来議論すべき論点に戻すことが大切です。

★決め台詞を使う時の3つのポイント★

①言い方やニュアンス，タイミングを選ぼう！

　皆さんもすぐに想像できると思いますが，「論点ずれてますよ」という言葉は，ともすると意見した本人が批判されたと受け取りやすい表現です。相手が上司であればなおさらで，皆さんもそれが分かっているので，実際には決め台詞を使うことを躊躇することでしょう。

　だからこそ，言い方やニュアンス，タイミングを選ぶことが大切なのです。論点がずれていっていることに気づいていても意見が途切れるまで我慢し，「すみません（汗）…。論点がよく分からなくなってしまいました。最初の論点は何でした？」などと分からないふりをしながら，遠回しに論点のずれを指摘するのも一つの方法でしょう。

②決め台詞を使いやすい立場であればすぐ使おう！

　皆さんが決め台詞を使いやすい立場（職位が高い，ほかの参加者と仲が良いなど）であれば，論点のずれはできる限り早く指摘すべきです。なぜなら，明後日の方向に進んでしまった議論をそもそも論で戻すと，「これだけ議論したのに，だったらもっと早く言ってほしかった…」と場の空気が白けるからです。

③ずれた論点は本当に議論すべきことでないのかを健全に疑おう！

　一見すると，「今，それは関係ないのに…」と思ってしまうような意見が，実は重要な論点であることも少なくありません。ただ，厄介なのはやはり「思い込み」で，議論を繰り返していくと，議論すべき論点のパターンが見えてくるのですが，逆にそのパターンにとらわれてしまい，違う論点が出た時にそれを軽視しがちです。

　だからこそ，決め台詞を使う時には，論点のずれを指摘すること自体が重要な論点を軽視することにつながっていないのか，慎重に考える必要があります。

決める
ための決め台詞

○○について
どう思いますか？
〔意見を引き出す〕

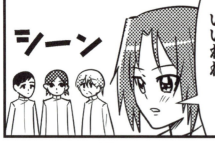

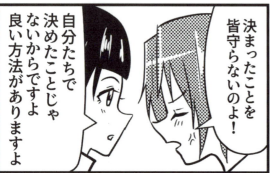

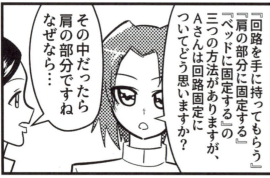

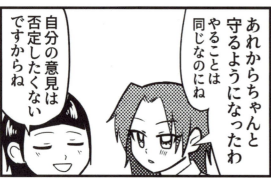

良い問いは良い答えを含む

議論において論点を制するのは，問題解決につながる意見を引き出し，問題解決につながらない意見を引き出さないためです。そのためには，本来議論すべき論点を明確にし，それを問いという形で参加者に投げかけることが肝心です。つまり，「良い問い（論点）は良い答え（意見）を含む」のです。

トップダウンでPDCAは回らない

管理者が会議に参加すると，本当は参加者に考えてもらわなければならない場面でつい口を出してしまうことがあります。それは，「知識も経験もある自分が答えを教え，ほかの参加者がそれに従って議論しながら，さっさと問題解決プランを作って実行した方が早い」と考えてしまうからではないでしょうか。しかし，これはPDCAのサイクルを回すことを考えると，典型的な罠にはまってしまっています。

たとえ管理者のトップダウンによって質の高いPDCAのP（問題解決プラン）ができたとしても，それを実行するのは参加者です。参加者からすると，自分たちが主体的に作ったプランではないので，どうしても納得感に欠けるのです。そこには，「自分たちのプランであるという実感」が足りません。その結果，影響してくるのがPDCAのD（実行）です。自分たちで考えて作ったプランであれば，「私たちが言い出したことだからやらなくては…」という意識になれるのですが，トップダウンで作られたプランだと，「○○さん（管理者）の意見に従って作っただけなので…」と，実行しなくてもよい言い訳に使われてしまいます。

さらに，この波紋はPDCAのCとA（振り返り

と教訓）にも広がります。仮に，実行しても期待された成果が得られなかった場合，本来はその結果を振り返り，教訓を引き出さなければならないのですが，「あれは○○さん（管理者）の意見に従っただけなので…」と，やはり同じように言い訳に使われてしまうのです。

決め台詞「○○についてどう思いますか？」の効用

　だからこそ大事なことは，「急がば回れ」です。管理者は自分が意見を言いたいのをグッとこらえ，代わりに「○○についてどう思いますか？」という決め台詞を参加者に投げかけることによって，参加者からの意見を引き出すのです。そうすることによって，本人の中に「自分の意見によって自分自身を説得しようとする意識」が生まれます。それもそのはず，出来上がったプランには自分たちの意見が含まれているからです。こうなれば，そのプランを否定したり実行しなかったりすると，自分自身を批判することになってしまいます。つまり，自分の意見は否定したくないため，結果としてPDCAを回すことに真剣にならざるを得なくなるのです。

　さらに言えば，この「急がば回れ」のコミュニケーションは，結果的に参加者の「やる気」につながります。なぜなら，参加者が自分たちの意見によってプランを作り，自分たちの力で実行して問題を解決できれば，「達成感」や「やりがい」を感じることができるからです。逆に言えば，トップダウンで問題解決プランを作るということは，参加者にとって一番おいしい（内的）報酬を得る機会を奪っていることに等しいのです。

★決め台詞を使う時の3つのポイント★

①論点を考えるヒントを準備しておこう！

　留置針の抜針予防のための回路固定について議論している時に，いきなり「Aさんは回路固定についてどう思いますか？」とあいまいな問いを投げかけても，Aさんは「どうって言われても…」と返答に困ってしまうでしょう。その時に大事なことは，「ヒント」を伝えることです。例えば，「『回路を手に持ってもらう』『肩の部分に固定する』『ベッドに固定する』の3つの方法がありますが，Aさんは回路固定についてどう思いますか？」と問えば，いずれかの論点を選んで意見を述べることができるようになります。

②論点が偏ったら，あえて違う論点に振ろう！

　この問いに対して，Aさんが「『肩の部分に固定する』ですね。なぜなら，手に持っているより回路の動く幅が小さくなって安全ですし，寝返りも打ちやすいので」と言うと，ほかの参加者も一斉に賛同するかもしれません。しかし，そのような時は，同調圧力が働いてほかの論点が見えなくなっている可能性がありますから，あえて「なるほど。では『回路を手に持ってもらう』のがよいと思う人はいませんか？」と，別の論点についても考えてもらいましょう。

③困った時は全員で順番に答えてもらおう！

　自主的に意見を募っても，特定の参加者に意見を求めても，意見を言う人がなかなか出てこないことがあります。これは，「ほかの人が意見を言わないので，自分だけ発言しにくい」というのが原因です。この場合は，参加者全員に平等に発言の機会を提供しましょう。「では，右前から時計回りで順番に答えてもらいたいと思います。まずはBさん，回路固定についてどう思いますか？」と一人ずつ指名してみてください。

決めるための決め台詞

それ書いてもらえますか？
〔議論を見える化する〕

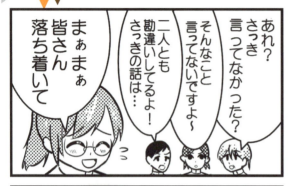

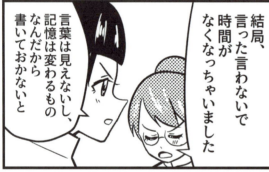

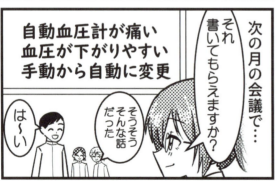

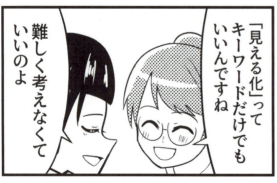

目に見えない「言葉」を見えるようにする

「カンファレンスやミーティングなどの時に，ホワイトボードなどを使って議論している施設（部署）はありますか？」。講演などでこのように聞いてみるのですが，手が挙がることはほとんどありません。私は，その光景を皆に見てもらった後で，次のように伝えます。「ぜひホワイトボードを使ってください。議論は『見える化』が必須なんです」。

昨日食べた物を意外と覚えていないように，人はたった5分前に話した内容（論点）でも意外と覚えていません。その理由は，見える形にして残していないという単純なものです。言葉は，意見として発せられた瞬間に消えていきます。それを全参加者に一つひとつ記憶に留めさせておくということは，本来「考える」ことに費やさなければならない労力を「覚える」ことに費やしてしまうことです。さらに厄介なのは，記憶間違いや記憶のすり替えが起こる可能性もあるということです。日本語には「て・に・を・は」1つで意味が変わってしまう言葉があります。記憶間違いや記憶のすり替えなどによって，「言った」「言わない」の不毛な議論にならないようにするためにも，議論をいかに「見える化」するかが重要です。

キーワードを「見える化」するだけでもよい

「見える化」には，いろいろな方法があります。代表的なのはホワイトボードに書く方法ですが，施設にホワイトボードがなければコピー用紙に書くのでも構いません。院内SNSを活用している施設であれば，それを使うのも有意義でしょう。

また，最初の質問の例でも分かるように，実際の議論においては，「見える化」を怠ってしまう

ことが意外に少なくありません。その理由の一つには、「私は字が汚いし，絵心がないので…」といった苦手意識があるのではないでしょうか。もちろん，綺麗な文字を書いたり，分かりやすい図を描いたりすることができれば，それに越したことはありません。しかし，ここで大事なことは「綺麗に見える化すること」ではありません。問題解決に役立つ重要な意見を「忘れないように見える化する」ことにあります。ですから，私はいつも「キーワードだけでもよいので書いてください」と伝えています。例えば，「○○さんとお話ししたら，自動血圧計が締まりすぎて痛いとおっしゃっていました。ここ2～3回血圧が下がりやすいので，頻回に測定したいと思って手動から自動に変更したのですが…」という意見であれば，「自動血圧計が痛い」「血圧が下がりやすい」「手動から自動に変更」というようにキーワードを書いておくことで，参加者が内容の要点を忘れずに議論できるようになるのです。

決め台詞「それ書いてもらえますか？」の効用

議論に集中していくと，話すことや聞くことに集中してしまい，「見える化」することがどうしても疎かになりがちです。そのたびに使う決め台詞が，「それ書いてもらえますか？」です。

実際の議論においての「見える化」は，問題解決の六大大陸である「目的」「現状」「あるべき姿」「問題」「原因」「対策」の枠をホワイトボードや紙などに書くことから始めます。そして，順番に議論をしながら，余裕があれば意見を文章で書いたり図で描いたりします。余裕がなければ，キーワードだけを箇条書きで書いていきましょう。大事なことは議論の中身であって，「見える化」すること自体ではありません。これもまた，手段の目的化に陥らないようにすることが大切です。

★決め台詞を使う時の3つのポイント★

①見える化担当を決めよう！

一般的な会議では書記担当が議論の内容を記録しますが，書記担当は議事録の作成が目的であるとすると，「見える化」担当は議論の質を高めることが目的です。したがって，「見える化」担当は書記担当とは別の参加者が担う方がよいでしょう。ただ，「見える化」担当の人は議論に参加しにくくなりますから，会議の進行役が「見える化」担当との1人2役を担うと，議論に集中できる参加者を確保することができます。

②ホワイトボードを中心に議論しよう！

参加者の意識を1つにして議論をするために，目線を合わせることはとても大切です。ホワイトボードはそのための便利な道具です。議論の中で重要なキーワードが頻回に出てきた時も，「やっぱり大事なことはこれですね！」と言いながら，ホワイトボードに書いたキーワードを指差し確認するなど，参加者の注目を集めるのにも役立ちます。このように，会議の時は，できる限りホワイトボードを中心に議論していってください。

③最後に全体を眺めて整合性を確認しよう！

問題解決の六大大陸の中身が出来上がったら，会議を終了する前に，全員でホワイトボード全体をながめ，それぞれの論点が整合しているかを確認してみてください。すると，「この問題は本当にあるべき姿と現状のギャップなのかな？」「この対策を実行してもあるべき姿にならないのでは？」というように，議論が不十分だった点を見つけることができます。

決める ための決め台詞

実際に動いてくれますか?
〔スタッフの反応を予想する〕

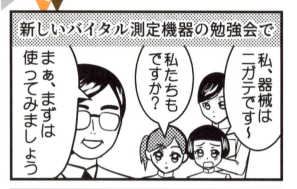
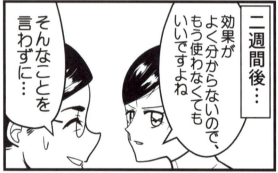
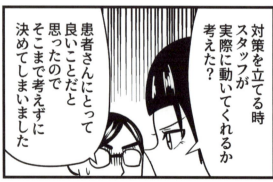
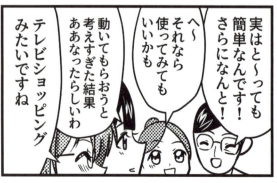

生きた問題解決プランを作る

いくら時間をかけて議論し,具体的な問題解決プランができたとしても,所詮それは想像の世界に過ぎません。そのプランを実行するのは,あくまでも生身の人間(現場のスタッフ)で,一人ひとり性格も違えば価値観も考え方も違います。ですから,そのことを盛り込んでいない問題解決プランでは,現実世界の問題を解決することはできません。だからこそ,「無機質な問題解決プラン」から「生きた問題解決プラン」に変えるために,スタッフの感情を吹き込むことがとても大切なのです。

誰がどのような影響を受けるのかを明らかにする

では,「生きた問題解決プラン」にするにはどのようにすればよいのでしょうか。

これを理解するためには,その問題解決プランを実行する上で,誰がどのような影響を受けるのかを明らかにすることが重要です。プランを実行するスタッフはもちろんですが,「この問題解決プランを実行すると困るスタッフ」を洗い出すことも大切です。

スタッフAさんが進行役を務めた会議で,血圧が下がりやすい患者さんの治療中の循環動態を把握するために,従来の血圧測定に加えて,新しいバイタル測定機器を導入するという対策が決定しました。まずは全スタッフを集めて勉強会を開催し,測定機器の原理や使い方を説明したのですが,会議に参加していなかった器械が苦手な数名のスタッフは「私たちも使わないといけないんですか?」と消極的な反応を示しました。「まずは使ってみましょう」と言って試験的に導入しまし

たが，消極的だったスタッフから「効果がよく分からないので，もう使わなくてもいいですよね。それよりも，やはり頻回に血圧を測ったり様子観察をしたりした方がよいと思います」といった意見が出てくるようになりました。そして，そのスタッフだけでなく，会議に参加しなかったほかのスタッフも次第に使わなくなり，結局この対策は自然消滅してしまいました。

この原因は大きく4つ考えられます。

①会議の参加者とほかのスタッフに温度差があった

会議の参加者は，議論の中でその対策の重要性について納得感を持っていますが，ほかのスタッフはなぜその対策でなければならないのかを納得していません。

②器械が苦手なスタッフからの反発を想定していなかった

器械が苦手なスタッフが，その対策に挙がった測定機器を実際に使うイメージを明確にできていませんでした。

③業務のこだわりを把握していなかった

反発したスタッフが，どのようなこだわりを持ってこれまで業務をしてきたかを理解できていませんでした。

④早期に成功体験をつくらなかった

スタッフから「効果がよく分からない」という意見があったように，成功体験がなければ，その器械を使った方がよいという動機づけができません。

決め台詞「実際に動いてくれますか？」の効用

このように，実際に問題解決プランを実行した時に，その影響を受けるスタッフの反応を予想しておくための決め台詞が，「実際に動いてくれますか？」です。

具体的には，対策の議論の際に，一つひとつの対策の内容に対して関係者を洗い出しながら，この決め台詞を使っていきます。そうすると，「Bさんは，いつも器械が苦手と言っているから，勉強会を開くだけでは理解してもらえないと思う。操作手順を写真で示したマニュアルを測定機器にぶら下げておこう」「Cさんのように，自分の手技に強いこだわりを持っているスタッフもいるから，まずは使いたいスタッフに限定しよう」というように現実的な議論ができます。

★決め台詞を使う時の3つのポイント★

①スタッフの業務負担が少なくなる提案をしよう！

一般的に，スタッフが問題解決プランを実行するのを嫌がる大きな理由の一つが「業務負担」です。新しい取り組み（対策）であればあるほど慣れていないため，それにストレスを感じても無理はありません。だからこそ，「測定準備がすぐできるように，測定セットを機器と一緒に置いておきますので」というように，できる限り業務負担を小さくするための提案が大切です。

②スタッフの経験の否定につながる対策は慎重に判断しよう！

新しい取り組みは，スタッフのこれまでの経験の否定につながることがあります。すると，そのスタッフは新しい取り組みを否定することによって，自分の身を守ろうとします。ですから，「この対策は，スタッフのどのような経験を否定することにつながりかねないのか」を把握しておくことが大切です。

③普段から信頼貯金を増やしておこう！

加えて重要なのは，「何をするか」だけでなく「誰が言うか」です。たとえ自分たちにとって業務負担が大きい取り組みであっても，「○○さんが言うのであれば仕方ない」と思えば，表立って抵抗しづらくなります。そのためには，スタッフたちが困っていることは，普段から積極的に問題解決を手助けし，本人たちからの信頼貯金を増やしておきましょう。

代わりに何をやめますか？
〔業務を減らして余裕をつくる〕

決めるための決め台詞

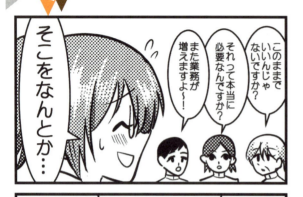

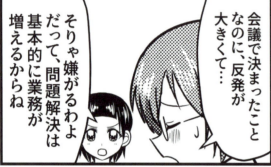

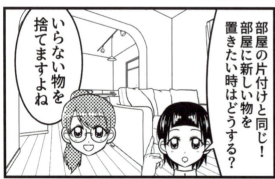

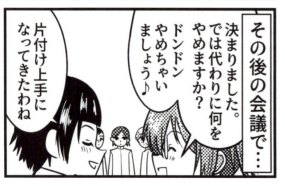

問題解決を行うと業務が増える！？

問題解決を議論する上で陥りがちな罠は，「やること」だけしか決めないことです。ある問題解決プランを作るということは，基本的に業務を増やす計画を立てることを意味します。すると，すでに多忙な業務に追われているスタッフからは，「ただでさえ忙しいのに，どうしてそんなことしなきゃいけないの!?」「そんなことやっている暇なんかない！」と，問題解決プランの内容そのものではなく業務が増えることに対しての不平不満が高まりやすく，それによって中途半端に実行が止まってしまうという事態になりかねません。

業務を減らすことは増やすよりも難しい

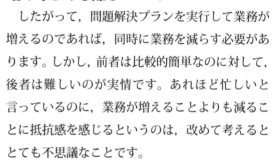

したがって，問題解決プランを実行して業務が増えるのであれば，同時に業務を減らす必要があります。しかし，前者は比較的簡単なのに対して，後者は難しいのが実情です。あれほど忙しいと言っているのに，業務が増えることよりも減ることに抵抗感を感じるというのは，改めて考えるととても不思議なことです。

では，なぜ業務を減らすことに抵抗感を感じるのでしょうか。それは，その業務に「慣れ」ているからです。たとえその業務が非効率だと感じていても，「それに慣れているから，やめてしまうと逆にやりにくくなってしまう。それに，その業務をやめた結果，新たな問題が起こるかもしれない。だったら，非効率でも慣れている業務をやっていたい」という意識が働くのです。このような意識があると，わざわざ自分から業務をやめるという提案をすることはないでしょう。

スタッフの思い入れによって，業務を手放せない

　業務を減らすのが難しいもう1つの理由は，日々繰り返し行っている業務には思い入れがあるということです。特に，かつて自分が提案して行うことになった業務であれば，それに対して否定的なことを言いたくないという意識が生まれます。ですから，いくら環境が変わって不要な業務になったとしても，その業務を手放したくないと思うのも無理はありません。自分が提案した業務を否定することは，自分を否定することにつながると思ってしまうからです（本当はそうではないのですが）。ですから，やはりわざわざ自分から業務をやめるという提案はしませんし，ほかのスタッフからその業務をやめる提案があっても，それに反発して抵抗したいと考えるのも，人が弱い生き物だからこそ自然な反応なのです。

決め台詞「代わりに何をやめますか？」の効用

　そのような「性弱説」(P.35参照) に基づく感情的な抵抗を乗り越え，問題解決プランを実行するための決め台詞が，「代わりに何をやめますか？」です。

　問題解決プランを決定したら，まずはこの決め台詞を使いながら，「業務を増やすのなら，その分他の業務を減らすのは当たり前」という空気をつくっていきます。当然ながら，空気はすぐにはつくられません。ですから，負担が小さい対策であっても，お約束のようにこの決め台詞を使って「業務をやめる意識」を擦り込んでいくことが大切です。そうすることによって，徐々に業務をやめることに対する恐怖感や抵抗感，不安感などのデメリットの意識が減っていき，業務が楽になる，やりたいことに時間を使えるようになるといったメリットの意識が高まっていくのです。

★決め台詞を使う時の3つのポイント★

①まずは簡単なことからやめていこう！

　業務をやめると言っても，深刻に考える必要はありません。例えば，これまでは治療に使うシーツやガーゼをきちんとたたんでいたとします。それが昔からの慣習でしたが，たたまれていなくても，使う時にほとんど支障はないことが分かりました。このような業務であれば，比較的やめることに対する抵抗感が小さく済むはずです。

②やめる業務リストをつくっておこう！

　限られた会議の時間で，やめる業務をゼロから考えていくのは非効率です。普段からスタッフ全員でやめる業務の候補を洗い出しておき，それをリスト化し用意しておくと，やめる業務を「探す」ではなく，「選ぶ」ことから始められます。リスト化しておくメリットは，業務をやめた時のスタッフの抵抗感を抑えることにもつながります。なぜなら，自分たちが洗い出したやめる業務の候補を基に，実際にやめる業務を決めているからです。

③「業務をやめた時間を使って問題解決ができた！」を演出しよう！

　ここで言う業務をやめる目的は，あくまでも問題解決プランを実行する時間と労力を確保するためです。大事なことは，「本当は患者さんの治療の評価をしたかったが，業務が忙しくて今までできなかった。そこで毎日のシーツやガーゼをたたむ業務をやめたところ，15分くらい時間が確保でき，治療の評価を行えるようになった。その結果，血液データの改善につながった」というように，業務をやめた時間で問題解決ができたという事例をいち早くつくり出し，「業務をやめてまで問題解決に取り組んで良かった！」と演出していくことです。

決める ための決め台詞

まずはやってみましょう
〔実行してから考える〕

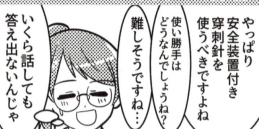
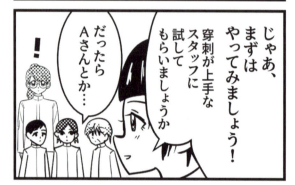
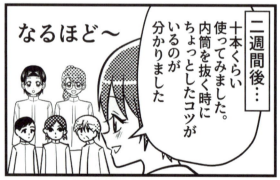
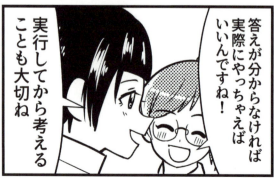

絵に描いた餅は実際についてみなければおいしいかどうかは分からない

医療は患者さんの命を救う仕事です。ですから，やってみなければ分からないからといって，博打的な意思決定で簡単に行動してよいはずがありません。したがって，適切に行動するための計画（問題解決プラン）は，議論に議論を重ねた結果でなければなりません。ただ，いくら議論を重ねても，所詮は絵に描いた餅に過ぎませんから，絵を描ききったのであれば，それを参考にして実際に餅をついてみなければ，それがおいしいかどうかは誰にも分かりません。

まずは小さく始める

では，これらのことを前提に，問題解決プランを実行する時に大事なことは何でしょうか。それは，「小さく始めて大きく育てること」です。

針刺し事故に関する問題解決として，一般的な穿刺針から安全装置付き穿刺針に変更するという意思決定をした場合を考えてみましょう。穿刺針を持った感触や実際に刺す感覚，刺してから内筒の抜き方に至るまで，これまでの穿刺針とは手技（やその感覚）が異なるでしょうから，いきなり全スタッフを対象とするのはリスクが高いと言えます。そこで，穿刺の知識や技術に優れたスタッフに1週間試してもらうようにすれば，患者さんへの影響を小さくしながら，問題解決を実行することができるようになります。

教訓を基に適応しながら大きく育てる

小さく始める時に大事なことは，その対策に適したスタッフに担当してもらうことです。なぜなら，想定外の問題が起こった時，適切に対応でき

なければならないからです。そして，もう1つ大事なことがあります。それは，そのスタッフに教訓を引き出してもらい，ほかのスタッフに教えてもらうことです。

　先の例で言えば，安全装置付穿刺針を何度か使ってみると，内筒を抜く時にコツがいることが分かりました。そうしたら，ほかのスタッフが実際にその穿刺針を使う時に，そのコツを教えてもらうのです。このようにして，「教訓を基に適応しながら大きく育てる」のです。

痛みが先で効果は後

　その上で理解しておかなければならないのが，新たな取り組み（対策）は，基本的に「痛みが先で効果は後」であるということです。例えば，これまで長年かけて使い続けて慣れている穿刺針から，使い方や刺す感覚が大きく異なる新しい穿刺針に変更するという場合，慣れるまでにはどうしても時間がかかり一時的に非効率になるでしょう。その期間にスタッフに使い心地などのアンケートを取ると，「使いづらい」「前の方が良かった」などの否定的な意見が出てくるであろうことは目に見えています。ここで大事なことは，「ごまかしながら使い続けてもらう」ことです。「だまされたと思って，まずは1カ月使ってみてください。感想はそれからにしましょう」と，スタッフの意見を聞きすぎないことも大事です。

決め台詞「まずはやってみましょう」の効用

　何度も繰り返しますが，医療は患者さんの命に直接かかわる仕事ですから，「何とかなりますよ」などと安易に意思決定し実行してはなりません。一方で，過度に行動するのは怖いと感じてしまい，実行することなく絵に描いた餅で終わることも避けなければなりません。そこで，「まずはやってみましょう」という決め台詞を使います。

　患者さんに大きな影響を及ぼす可能性は低い対策だと判断したら，この決め台詞を使ってとにかく小さく始めてから考えることが大切です。そして，「だろう」という想像から「だった」という事実を1つずつ積み上げ，根拠にしていくのです。

★決め台詞を使う時の3つのポイント★

①議論が出尽くしたタイミングで使おう！

　この決め台詞を使うと，本来はもっと議論を深めなければならないのに，「とりあえずやってみればいいか」と，議論から逃げることにもなりかねません。安易にこの決め台詞を使うのではなく，ある程度議論が出尽くし，このまま膠着するよりは実行した方がよいと判断できた場合のみ使ってください。

②事実に基づいた議論することを当たり前にしよう！

　実行してから考えることに慣れてくると，不毛な議論をするくらいなら実行した結果を基に議論した方が結果的に早いということに気づいてきます。ですから，対立が深刻になる前に，「AをやるかBをやるか，これ以上議論しても答えは出ないと思いますので，まずは1週間ずつ両方試してみて，その結果を持ち寄って改めて議論しましょう」というように，事実に基づいて議論することを当たり前にしていってください。

③事実も健全に疑おう！

　問題解決プランを実行して予想どおりの結果になっても，それは偶然かもしません。細かい状況は毎回違い，その状況によって正しさが変わることがあるからです。ですから，「一度良い結果が出たとしても，それは偶然かもしれない」ということを念頭に，より多くの事実を集めながら問題解決の質を高めていくことが大切です。

動かすための決め台詞

強みを生かせてる?
〔配置を設計する〕

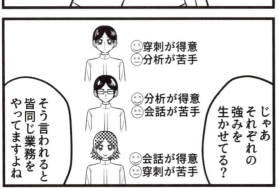

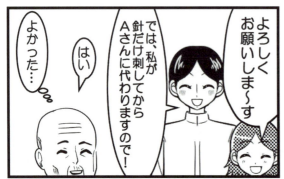

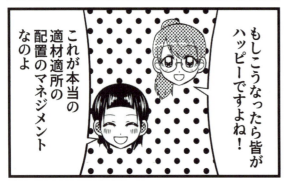

マネジメントとは,「やる気になってもらえる仕組み」をつくること

　マネジメントの目的は,人や組織を動かすことです。では,どのような時に人は動くのでしょうか。その答えはシンプルで,「やる気になった時」です。

　マネジメントと言うと,すぐにスタッフに指示や指導をしたり,面談で話を聞いたりするイメージが浮かぶかもしれません。しかし,マネジメントで大事なのは,管理者が直接働きかけなくても,スタッフがやる気になって行動する「仕組み」をつくることなのです。

配置のマネジメントが特に重要

　スタッフがやる気になる仕組みの中で特に重要な要素は,「配置」のマネジメントです。スタッフは,自分の得意なことややりたいことができる業務に配置され,そこで最大限の能力を発揮したいと考えるものです。医療機関の直接的な価値は現場で生まれていますから,配置された現場が最もスタッフをやる気にさせる環境であることは言うまでもありません。

配置のマネジメントは適材適所

　一方で,医療で配置を考えようとすると,すぐにローテーション(部署異動)といった話が出てきます。しかし,ここで言うスタッフをやる気にさせる配置のマネジメントとは,そのような抽象的なことではありません。スタッフ個人の強みや興味に合った具体的な業務に配置する「適材適所」を意味します。

　例えば,ある部署で「穿刺が得意だけど分析が苦手」なスタッフと,「分析が得意だけど会話が苦手」なスタッフと,「会話が得意だけど穿刺が苦

手」なスタッフがいました。しかし，現状の業務では，穿刺業務も分析業務も聞き取り業務もすべてのスタッフがこなさなければならず，それぞれ苦手な業務に当たっていたスタッフが，「穿刺ミス」や「分析間違え」，「会話トラブル」を起こし続けていました。そのため，穿刺の苦手なスタッフには穿刺トレーニングを，分析が苦手なスタッフには分析の勉強を，会話が苦手なスタッフはコミュニケーション研修を受けてもらいましたが，なかなか苦手な業務を克服できず困っていました。

　ここで考えるべきなのが，それぞれの強みを生かした業務に配置し直すことです。穿刺が得意なスタッフが穿刺業務を，分析が得意なスタッフが分析業務を，会話が得意なスタッフが聞き取り業務を行い，それぞれ別の業務のサポートに当たる。このような具体的な分業が，適材適所の配置のマネジメントなのです。

決め台詞「強みを生かせてる？」の効用

　この適材適所の配置のマネジメントにおいて重要なのは，スタッフ本人の「強み」に注目することです。ともすると，本人の「弱み」を克服させようとしてしまいがちですが，「強み」と「弱み」はコインの表裏の関係ですから，「弱み」を克服させようとすると「強み」が生かされなくなってしまいます。

　医療を組織で行っている価値は何でしょうか。それは，自分の「弱み」だと感じている業務を「強み」だと感じているスタッフにやってもらえることです。もちろん，現場のスタッフとして最低限求められるレベルに満たないものは克服しなければなりません。しかし，それ以外のものにおいては，「弱み」を克服する時間や労力があれば，それを「強み」を磨くことに当てるべきなのです。

　そこで大事なのが，「強みを生かせてる？」という決め台詞です。「この職種だからこの業務」「経験があるからこの業務」と短絡的な「配置」のマネジメントをしないように，「この配置は，本人の『強み』を生かせてる？」と問いかけることが大切なのです。

★決め台詞を使う時の3つのポイント★

①まずはスタッフ全員で「強み」を共有しよう！

　穿刺の分業レベルの適材適所の配置を考えていく上でまず大切なのは，スタッフ全員で「強み」を共有することです。

　具体的には，付箋紙などに自分の強みを1つずつ書き，それをほかのスタッフに説明していきます。ここで有意義なのは，ほかのスタッフから自分の「強み」も教えてもらえることです。「Aさんは，聞き上手ですよね」「そんな風に見える？」というように，自分の知らない一面に気づく機会にもなります。

②一日の業務を洗い出そう！

　次に，典型的な一日の業務を洗い出します。ホワイトボードなどに，（日勤帯であれば）朝から夕方までの時間を書き，例えば，「8：00～8：30」の欄には「治療準備」「申し送り」，「8：30～9：30」の欄には「バイタル測定」「穿刺」「治療開始」「記録」というように，業務を1つずつ書いた付箋紙を貼り付けていきます。

③決め台詞を使いながら適材適所の業務に配置していこう！

　ここまでできたら，決め台詞を使いながら，一つひとつの業務とスタッフの強みを照らし合わせていきます。すると，「穿刺業務に関して，穿刺が上手なBさんに専属スタッフをしてもらって，その代わりCさんとDさんは，交代で介助業務」「治療開始後1時間は，コミュニケーションを取るのが得意なCさんが患者さんの聞き取り業務」「Dさんは分析力が長けてるから，その間に治療効率を評価する業務」というように，適材適所の配置を考えやすくなります。

動かすための決め台詞

逆にやる気をなくさない？
〔評価を設計する〕

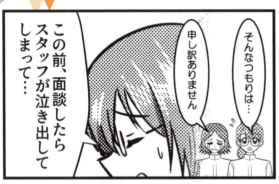

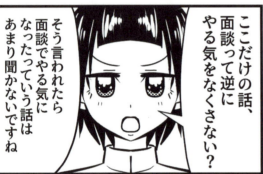

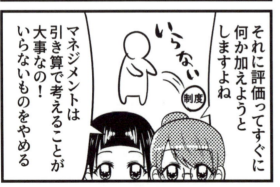

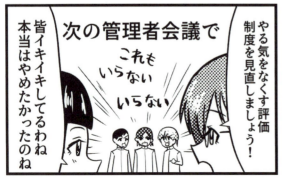

私が「評価不要論」を広めている理由

人を動かすマネジメントにおいて，特に重要なのは「配置」のマネジメントですが，特に難しいのは「評価」のマネジメントです。この評価に関しては，さまざまな医療機関が試行錯誤していることでしょう。しかし，私は事あるごとに「評価不要論」という身も蓋もないことを話しています。理由は，「評価するとスタッフのモチベーションが下がるから」です。

モチベーションが下がる典型的なものが面談です。管理者とスタッフが1対1の密室で評価基準を基に対話をする面談の現実は，スタッフが無言になり，うつむき，泣き出し，部屋から出て行ってしまうといった話が多く，「評価したらスタッフのモチベーションが上がった！」という話はあまり聞くことがありません。マネジメントの役割は「スタッフのやる気を高める」ためなはずなのに，評価すればするほどスタッフのモチベーションを下げ続けてしまうのでは，まさに本末転倒です。

人を動かすマネジメントは「引き算の美学」

ここで大事なことは，人を動かすマネジメントは「引き算の美学」であるということです。ともすると，スタッフのモチベーションが上がらないと「制度の内容が足りないのかも」と考えて，最近話題の手法に飛び付き，あれやこれやと内容を付け加えていってしまいがちです。しかし，そもそも発想が逆なのです。スタッフは，現場というジャングルで生き残るために，医療者になった瞬間から持っている「患者さんに貢献したい」という強い思いを，「理想論だけではやっていけない」と押し隠さざるを得なくなっています。ですから，元々医療者

が持っている，その強い思いを表に出すことを邪魔しているものを取り除きましょう。これが，マネジメントを考える上で必要不可欠なのです。

そもそも，他人が他人を評価できるのか

評価のマネジメントもそうで，評価制度と運用が適切なものであってスタッフのモチベーションが上がっているのであれば，いくらでもやればいい。しかし，モチベーションが上がらないどころか逆に下げてしまうくらいなのであれば，やらない方がましです。

「評価不要論」は，何も無闇に過激なことを言っているのではありません。むしろ，現実にスタッフと向き合った結果として出てくる自然な答えなのです。だからこそ，健全な批判をしなければなりません。「そもそも，他人が他人を評価できるのか？」と。それだけ，人を評価するということは，私たち素人が簡単に手を出してはいけない世界なのではないでしょうか。

決め台詞「逆にやる気をなくさない？」の効用

意思決定には判断基準が重要です。評価においては，「適切な評価ができているか？」の前に重要な判断基準があります。それが，「逆にやる気をなくさない？」という決め台詞です。

「評価不要論」と言ってはいますが，もちろんこれはすべての評価をやめてしまうという意味ではありません。なので実際には，この決め台詞を使って，評価の中でモチベーションを下げていて，なおかつやめられそうなものだけでもやめてはどうでしょうか。モチベーションを下げるような新たな制度をこれ以上取り入れないようにするだけでも違ってくるはずです。

★決め台詞を使う時の3つのポイント★

①これまでの労力や時間を切り捨てる覚悟を持とう！

人を動かすマネジメントにおいて，複雑な制度はNGです。なぜなら，制度が複雑になるほど運用も複雑になるからです。しかし，いざ現在の評価制度をシンプルなものにしようとしても，「これまで多くのスタッフが制度づくりにかけた労力や時間を無駄にしたくない」という意識が働いてしまうものです。そんな時に大事なことは，目的に立ち返ること。繰り返しになりますが，マネジメントの目的は，スタッフのやる気を高めることによって動いてもらうことです。そのためには，過去の労力や時間が邪魔しないように，それらを切り捨てる覚悟を持たなければなりません。

②組織のビジョンとスタッフの目標が本当に合っているか確認しよう！

目標管理の良いところは，（一応は）本人がやりたいと思って決めたことなので，自分で自分を説得せざるを得なくなるところです。ただし，その目標は，組織（部署など）のビジョンと合っていなければなりません。なぜなら，医療は個人ではなく，組織単位で行うものだからです。そもそも組織のビジョンが明確になっているのか，ビジョンとスタッフの目標が本当に合っているのかを確認してみてください。

③面談の副作用を理解しておこう！

人はなぜ組織（集団）に身を置くのでしょうか。それは，人は弱い生き物なので，組織の中でリスクを分散したいと思うからです。管理者は，スタッフの考えや意見を知りたいと思うと，すぐに面談をしようと考えます。しかしそれは，むしろそのスタッフを組織から引き離し，一人にすることによってリスクにさらしてしまう行為でもあるのです。面談にはそのような副作用もあるということを理解しておいてください。

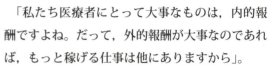

最近褒めてる？
〔内的報酬を設計する〕

動かすための決め台詞

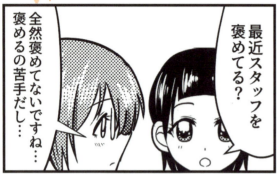

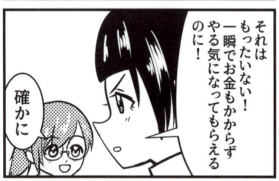

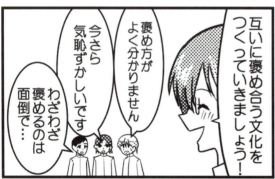

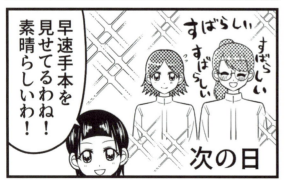

医療者は内的報酬を求めている

「私たち医療者にとって大事なものは，内的報酬ですよね。だって，外的報酬が大事なのであれば，もっと稼げる仕事は他にありますから」。

私は，人を動かすマネジメントをテーマにした講演で，よくこのようなことを伝えます。もちろん，生活のためには外的報酬が大切であることは言うまでもありません。しかし，医療者には，「患者さんに貢献する」という考えが根幹にありますから，その考えに忠実なのは，やはりそれを行った結果得られる「やりがい」や「ワクワク感」などの内的報酬であることは，皆さんも納得することでしょう。

医療現場の組織は内的報酬の制度設計が重視されていない？

それにもかかわらず，医療現場の組織は内的報酬の制度設計が重視されていないのではないでしょうか。あるとすると，全体が集まる場で表彰したり，感謝の言葉を記したカードをスタッフ同士で渡し合ったりするくらいかもしれません。人は，対価を得るために仕事をします。医療者はその対価として内的報酬をより求めているのにもかかわらず，医療現場ではなぜ，積極的に設計し提供しようという意識になりにくいのでしょうか。

医療現場はスタッフの自己犠牲によって成り立っている

それは，現場が「自己犠牲」で成り立ってしまっているから。つまり「医療者たる者，患者さんに貢献するのは当たり前」であり，「自分で内的報酬を得るのも当たり前」という空気があるからだと私はとらえています。しかし，これも何度でも言いますが，人は弱い生き物ですから，それ

ほど簡単に自分自身を承認することはできません。しかも，医療者はとても真面目な人が多いので，自分自身を承認することに余計に謙虚になってしまうのではないでしょうか。

スタッフ全体のポジティブフィードバックを日常業務化する

内的報酬が得られる良い方法は，「スタッフ全体でポジティブフィードバックを日常業務化（ルーチン化）すること」です。これには，3つのポイントがあります。

1つ目は，「スタッフ全体」の部分。通常，承認と言うと，管理者がスタッフへ一方的に行うイメージがあります。しかし，スタッフは毎日のように同じ場所で一緒に働き，日頃から自分のことをよく見てくれているほかのスタッフからも褒めてもらいたいはずです。

2つ目は「フィードバック」の部分。スタッフ一人ひとりの業務は，患者さんのためだけではなく，スタッフ皆のためでもあると考え，それに対してスタッフ同士が「お返しする文化」をつくっていく必要があります。

3つ目は「ポジティブ」の部分。単に「フィードバックしましょう」では，「でも…」と否定的なフィードバックになってしまいがちです。ですから，あえてポジティブという言葉を付け，「相手のどのような行為でも肯定的に意味づけよう！」というメッセージにするのです。

決め台詞「最近褒めてる？」の効用

ポジティブフィードバックによって内的報酬を設計することが大切だと分かっていても，ほかのスタッフを承認するのは，なかなか慣れないものでしょう。だからこそ，そのような習慣をつけるために大切なのが「最近褒めてる？」という決め台詞です。

これは特に，管理者が自らに問う，あるいは管理者同士で確認し合うのが有効です。なぜなら，組織の中でポジティブフィードバックを行う空気をつくるためには，職位の高い者が率先垂範で褒める姿を見せることによって，ほかのスタッフにやり方の「手本」を示すことが大事だからです。

★決め台詞を使う時の3つのポイント★

①普段からスタッフが業務を行っている様子を見て回ろう！

普段現場にいない管理者がいくらスタッフを上手に褒めようと努めても，実際の業務の場面を見ていなければ，「いつも現場にいないのに，私の何を知ってるの？」と思われてしまいます。普段からできる限り現場に足を運び，顔を見せておくことが大切です。

②「どう」褒めるかではなく「どこ」を褒めるかを考えよう！

スタッフを褒めると言うと，表情や仕草，言い方など「どう」褒めるかに注目しがちですが，それよりも大事なことは「どこ」を褒めるかです。

例えば，血圧が比較的安定している患者さんのバイタルサインを，治療後半で頻回に測っているスタッフAさんがいたとします。実は，同様の時間帯に血圧が下がった前回の治療記録を把握しており，そのために予防的に頻回にバイタルサインを測っていたのだとしたら，その行為を褒めることが，Aさんの内的報酬につながるのです。

③「意識」ではなく「行動」に移す仕組みを考えよう！

一般的な啓蒙活動に限界があるのは，意識が変わると行動が変わるのではなく，行動が変わると意識が変わるからです。したがって，「互いに褒め合いましょう！」と宣言するだけではなく，それを行動に移せる仕組みをつくることがとても大切です。朝礼や終礼などの時間を利用し，昨日もしくは今日一日でほかのスタッフの良かった言動を発表し，全員にそれを共有してもらうなど，日常業務に「褒める時間」を組み込むという方法もよいでしょう。

動かすための決め台詞

それってどんな役に立つの？
〔育成を設計する〕

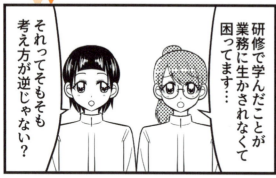

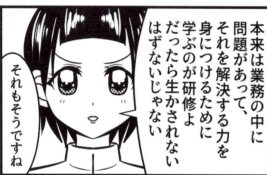

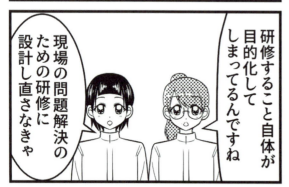

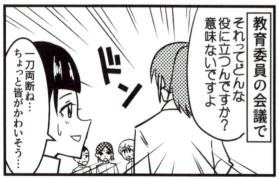

問題解決のための人材育成か，人材育成のための人材育成か

「研修で学んだことを，どのように現場で活用してもらうかが難しい」。教育担当者であれば，誰もが悩む大きな壁の一つでしょう。しかし，健全に批判すると，この意見そのものに疑問があります。それは，「そもそも考え方が逆ではないでしょうか？」という疑問です。

本来，研修は「業務を行っている中で，あるべき姿と現状にギャップ（問題）があることに気づいた。その原因の一つはスタッフの能力不足で，その能力は日々の業務の中だけで高めることはできないから，対策として研修という場で能力開発を行う」という考え方で行われなければならないはずです。この考え方で人材育成を行っていれば，上述のような悩みが出てくるはずはないのです。現場に求められている能力を明らかにして，研修を計画しているからです。

それに対して，一般的な人材育成では，研修から計画を始めてしまう「手段の目的化」が起こります。つまり，問題解決のための人材育成か，人材育成のための人材育成か，どちらを目的にしているかによって，すでに勝負は決まっているのです。

Off-JTはOJTに従う

この人材育成の「手段の目的化」問題を正しく理解すれば，業務を通じて学ぶOJTと業務から離れて学ぶOff-JTのどちらが重要か，その主従関係もすぐに分かるはずです。そう，圧倒的にOJTの方が重要なのです。

理由は2つあります。1つは，「人は経験から学ぶ」からです。よく「『分かる』と『できる』は違う」と言いますが，思い違いをしている人は

少なくありません。「分かる」から「できる」ようになるのではなく，「できる」から「分かる」ようになるのです。これは，自転車の乗り方でも穿刺の仕方でも同じです。実際に経験して初めてその意味が分かるのです。

　もう一つは，「過ごす時間の違い」です。現場で過ごす時間と院内の研修や院外の学会などで過ごす時間。1年間にどちらで過ごす時間が長いかは，比較にすらなりません。だからこそ，ほとんどの時間を過ごす現場で経験を通じて学ぶ，OJTが圧倒的に重要であり，Off-JTは補足的に学ぶ場所に過ぎないのです。つまり，Off-JTはOJTに従うということです。

決め台詞「それってどんな役に立つの？」の効用

　人材育成のための人材育成という手段の目的化やそれによる主従の逆転現象から抜け出すための決め台詞，それが「それってどんな役に立つの？」です。この決め台詞を使いながら，問題解決のための人材育成に再設計していきます。

　具体的な方法は次のとおりです。まずは，「穿刺業務」「バイタル業務」「記録業務」というように業務ごとに分け，それぞれのあるべき姿を描き，現状とのギャップを明確にします。これにより，業務ごとに解決すべき問題が見えてきますので，それらを解決するために，自組織のOJTやOff-JTのそれぞれの内容がどのように役立つのかを，決め台詞を使いながら一つずつ照らし合わせて確認していくのです。すると，最近話題になっているからと取り入れた研修が実は問題解決につながる学びではなかった，逆にあまり注目していなかった研修が実は問題解決に重要な学びだったなど，問題解決のための正しい人材育成の優先順位が見えてきます。当然，新たに必要になるOJTやOff-JTも見えてきますので，優先順位の低いOJTやOff-JTをやめなければなりません。

　現場の問題が変われば，必要となる人材育成も変わります。だからこそ，人材育成も新陳代謝が不可欠になるのです。

★決め台詞を使う時の3つのポイント★

①自分の学びを振り返ってみよう！

　組織のトップや教育担当者でない限り，いくら現場の問題解決につながらないからと言って，自組織のOJTやOff-JTの内容を変えることは難しいでしょう。

　まずは自分の希望や意思で学びに行くことができる学会や研究会などを前提に，直近で学んだ内容を振り返ってみましょう。そして，それらの内容に対して決め台詞を使った時に，具体的な問題解決の場面がイメージできるかどうかを確認してみてください。

②後で役に立つことも学ぼう！

　学びは，すぐに役に立つことと後で役に立つことの2つに分かれます。どちらも大切ではあるのですが，単なる知識ではなく「考える力」を養うために，すぐには役に立たないけれど，実践を通じた反復練習を経て初めて身につくような，後で役に立つことも学びましょう。

③役に立つ学びはほかのスタッフと共有しよう！

　組織で医療を行う以上，自分一人が役に立つことを学んだだけでは現場の質は高まりません。皆さんが役に立つと実感した学びを，ほかのスタッフと共有することが大切です。しかし，共有すると言っても伝達講習のように「伝えて終わり」だけでは不十分です。大事なことは「体験」することです。人は経験から学ぶからこそ，実際の現場の業務の中で，「こういう時に役に立つんだ！」という体験をほかのスタッフと共有していってください。

動かすための決め台詞

今ってどんな空気？
〔組織の空気を認識する〕

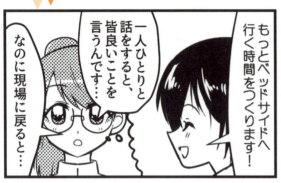

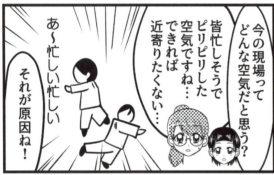

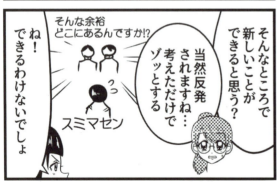

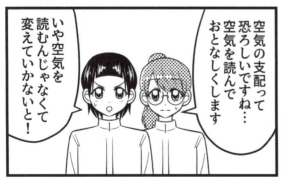

「ムラの空気」の支配の恐ろしさを知る

かつて「KY（空気を読めない）」という言葉がはやったように，私たちは，目に見えないし，手に触れることもできないけれど，自分たちに大きな影響を与える「空気」の存在を知っています。管理者は，自分の考えや思いとは関係なく，正しいと分かっているのにできない，間違っていると分かっているのにせざるを得ない状況に陥ってしまう「ムラ（組織）の空気」の支配の恐ろしさを知らなければいけません。これを知らないと，本当に頑張っているスタッフほど報われず，その組織に幻滅して辞めていってしまうという，不幸な事態に対処することはできません。

なぜ面談では皆良いことを言うのか

「ムラの空気」の存在を知るきっかけになるのが，それに支配された人の言葉です。その言葉とは，「やらざるを得なかった」「そうするしかなかった」「仕方がなかった」です。これらは，「決して自分の意思でやったわけではないので，私を責めないでください」という悲痛な叫びです。

そして，空気の支配の影響をよく理解できるのが，面談です。私は医療機関の管理者と話す機会が多いのですが，面談についてよく聞くのが，「一人ひとりと話をすると，皆良いことを言うんですけどね…」という言葉です。皆が良いことを言っているのであれば，その良いと思うことを現場で実践すればよいだけです。しかし現実は，現場に戻った瞬間に誰もその良いことを実践できなくなってしまいます。これが「ムラの空気」の支配なのです。

スタッフは皆，患者さんを救いたいという強い思いを抱いている医療者であり，何が正しいか，何が間違っているかはすでに分かっています。分

かっているのにそれができないから苦しんでいるのです。それなのに，面談ではそれを指摘され，現場に戻れば空気に支配される。スタッフに二重の苦悩をさせてしまっていることを，管理者は理解しておく必要があります。

「現状満足の空気」に支配された組織では排除の論理が働く

　人間にホメオスタシス（恒常性）が働くように，組織にもホメオスタシスが働きます。それが「現状満足の空気」です。組織は，放っておくと「このままでいい」「変わりたくない」という現状満足の空気に支配され，その空気に水を差すような言動をするスタッフは，それがいくら合理的で正しいことだとしても，いやむしろ合理的で正しいからこそ，異分子として排除しようとする論理が働きます。私はこの排除の論理を「村八分現象」と呼んでいます。この村八分現象によって，本当に頑張っているスタッフほど報われないという不合理な結果が生まれるのです。

「ムラの空気」のガバナンスの必要性

　この空気は，医療機関のガバナンスにおいても極めて重要です。医療機関というムラには，制度やルールという公式の掟の裏に，非公式の掟も存在します。それが「空気」です。ガバナンスにおいては，この非公式の掟も考慮しておかなければなりません。

決め台詞「今ってどんな空気？」の効用

　このような組織の空気を認識するための決め台詞が，「今ってどんな空気？」です。

　組織の空気を変えるためには，まずは自組織がどのような空気なのかを認識しなければなりません。「管理者の鶴の一声で物事が決まる空気」「声の大きなスタッフにほかのスタッフが萎縮している空気」「皆が消極的であまり自己主張しない空気」というように，一言で空気と言っても，いろいろな表現の仕方があるはずです。自組織の空気を言葉で表現することによって，目に見えない空気にスタッフ全体で向き合うことが大切です。

★決め台詞を使う時の3つのポイント★

①組織学習で「空気」をテーマに話し合おう！

　組織というムラで暮らす住民（スタッフ）にとって，空気という存在を明らかにすることは勇気のいることです。特に，現場で下手に空気のことを口にしてしまうと，管理者や声の大きなスタッフから猛烈な反発があるかもしれませんし，両者を悪者扱いしてしまうかもしれません（本当はどちらも被害者なのですが）。それを避けるために，まずは研修を利用し，その中で「空気」をテーマとして取り上げ，「研修のテーマだから話してるだけですので…」と言い訳ができるようにしてください。

②特定のスタッフのせいではなく，空気のせいにしよう！

　それでもやはり，空気の話をしていると「あの人がいつも高圧的な態度だから…」などと，特定のスタッフの話に論点がずれがちです。このような「犯人を見つけたい」衝動にとらわれてお互いを傷つけ合わないために，組織の不合理な問題は，常に空気自体を悪者にするようにしてください。

③空気を変えた社会的な事例から学ぼう！

　自組織の空気の存在を明らかにしたら，次は空気を変えた社会的な事例から学びましょう。ハロウィンの行事は，これまでともすると変人扱いされていた仮装を「アイドル」的な存在に変えました。なぜ，このような逆転現象が起こったのかを考えながら，「空気を読む」のではなく「空気を変える」方法をスタッフ同士で議論してみてください。

動かす
ための決め台詞

２：６：２で考えると？
〔組織を推進派，慎重派，抵抗派に分ける〕

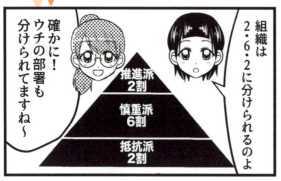

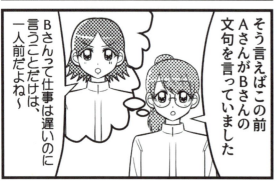

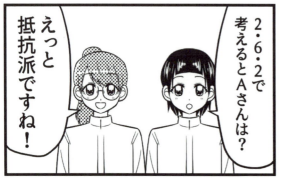

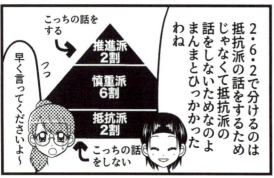

「組織の２：６：２の法則」とは

この先，壮絶な時代を迎える医療業界で生き残るためには，変化に適応する組織，特にAIやロボットなどテクノロジーと共生する未来（あるべき姿）を描き，現状とのギャップを埋めていく組織への変革が必要不可欠です。そして，組織変革において中心となるのが，「空気のマネジメント」です。現状満足の（ネガティブな）空気から，自分たちの未来を自分たちで創っていく（ポジティブな）空気へと変えていかなければなりません。

その時に羅針盤となるのが，「組織の２：６：２の法則」。組織を全体でも個人でもなく，２：６：２に相対的に分けることです。組織は（程度は違えど），放っておいても頑張ってくれる推進派２割，ほかのスタッフを批判したり足を引っ張る抵抗派２割，どちらのまねをした方が得かを冷静に見ている慎重派６割に分けられます。

なぜ，組織を２：６：２に分けるのか？

「組織の２：６：２の法則」について説明すると，すぐに抵抗派の話で盛り上がってしまうのですが，これでは本末転倒です。なぜならば，２：６：２に分けるのは抵抗派の話をするためではなく，抵抗派の話をしないためだからです。私は現場で組織変革の旗を振るリーダーを「変革リーダー」と呼んでいるのですが，ともすると優しく思いやりのある真面目な変革リーダーほど，「全員が同じ意識になってもらいたい」「全員を同じ方向に向かわせたい」と思ってしまいます。しかし，２：６：２は組織にとって自然な姿であり，２：６：２でない方が不自然です。したがって，抵抗派を変えようと不毛な時間と労力を費やさな

いようにしなければなりません。

　組織を2：6：2に分ける最も重要な理由は，推進派に選択と集中をするためです。組織変革の空気をつくる鍵は，実は，多数派である慎重派が握っています。慎重派が推進派のまねをした方が得だと判断すればポジティブな空気がつくられ，抵抗派のまねをした方が得だと判断すればネガティブな空気がつくられます。だからこそ，変革リーダーは推進派に対して，慎重派がまねをしたくなるようなロールモデルになってもらうための，あらゆる支援をしていく必要があるのです。

決め台詞「2：6：2で考えると？」の効用

　変革リーダーは，自分自身の貴重な資源である時間と労力をどこにどう使うのかを間違ってはなりません。そのための決め台詞が，「2：6：2で考えると？」です。

　私が「評価不要論」に加えて「面談不要論」を唱えているのは，組織の空気に支配されたスタッフを一人ずつ面談したところで，スタッフは本当のことを言えないでしょうし，仮に本音を言えたとしても，現場に戻ればまた組織の空気に支配されて建前で仕事をせざるを得ないからです。そして何より，変革リーダーがスタッフ一人ひとりの言葉を聞きすぎると，そのスタッフへの思い入れが強くなって，正しく判断できなくなってしまいます。その結果，抵抗派であるスタッフに対して「でも，○○さんにも良いところもあるから…」と良いところ探しを始めたり，慎重派であるスタッフに対して「もっと自分の頭で考えて行動しなさい！」といきなり行動を促したり，推進派であるスタッフに対して「自分一人で行動しないで，もっと協調性を持って仕事をしなさい！」と自律的な行動を邪魔したりしてしまいます。

　この決め台詞は，スタッフ個人に入り込みすぎて，変革リーダー自身が迷子にならないための羅針盤なのです。

★決め台詞を使う時の3つのポイント★

①組織で問題解決を行いながら推進派を見つけよう！

　推進派とは，率先してあるべき姿と現状のギャップを埋めたい（問題解決したい）という意欲を持ったスタッフを意味します。ということは，推進派が誰なのかを知りたければ，組織で問題解決する機会をより多く用意しましょう。スタッフの言動を見ていれば自然に分かってきます。

②ビジョンを明確にしよう！

　組織が5年先，10年先にたどり着きたい場所，それがビジョン（組織のあるべき姿）です。旅はまず行き先を決めるように，ビジョンを決めなければ組織変革の旅はできません。そして，このビジョンにより強く共感するスタッフが推進派です。つまり，ビジョンは推進派を見つける最も重要な判断基準になるのです。

　したがって，変革リーダーは，ビジョンを明確にすることが自らの最も重要な役割だと考えて行動してください。

③「大義名分」と「強制力」によって推進派を守ろう！

　組織で問題解決していく上で，変革リーダーとして大事なことは，推進派の取り組みを賞賛するだけではなく，抵抗派に足を引っ張られないように推進派を守ることです。「ただでさえ人が足りなくて業務が忙しいのに，そんな暇があったら早く業務して！」と，抵抗派が持ち出してくる「人が足りない」「業務が忙しい」という強力な現状満足の武器に対抗するためには，「患者さんのために問題解決しなければならない」という大義名分と，「これは組織のトップからの指示・命令だから」という強制力を推進派に防具として渡すことが重要です。

動かすための決め台詞
ラーメン屋の行列できてる？
〔慎重派に推進派のまねをしてもらう〕

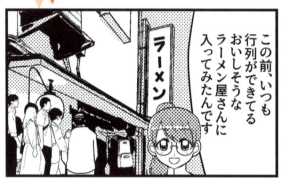

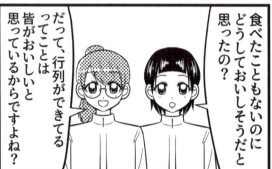

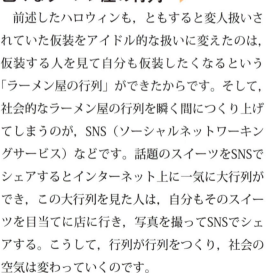

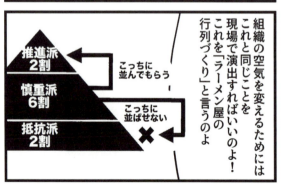

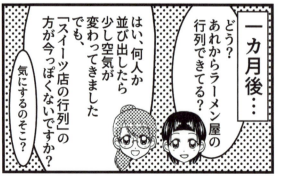

空気を変える「ラーメン屋の行列づくり」

　組織を変えることは，空気を変えることです。そして，ネガティブな空気をポジティブな空気に変えるためには，推進派にロールモデルになってもらい，それを慎重派がまねしたいと思って行動してもらうことが重要です。これが，空気を変える「ラーメン屋の行列づくり」です。ラーメン屋に行列ができていると，「ここのラーメンは，そんなにおいしいのかな？」と思い，つい行列の後ろに並んでしまいます。これが意味するのは，人は自分の意思で行動を決めているように見えて，実はほかの人の行動によって自分の行動を決めている場合があるということです。

社会の空気から見る色々なラーメン屋の行列

　前述したハロウィンも，ともすると変人扱いされていた仮装をアイドル的な扱いに変えたのは，仮装する人を見て自分も仮装したくなるという「ラーメン屋の行列」ができたからです。そして，社会的なラーメン屋の行列を瞬く間につくり上げてしまうのが，SNS（ソーシャルネットワーキングサービス）などです。話題のスイーツをSNSでシェアするとインターネット上に一気に大行列ができ，この大行列を見た人は，自分もそのスイーツを目当てに店に行き，写真を撮ってSNSでシェアする。こうして，行列が行列をつくり，社会の空気は変わっていくのです。

「バスに乗り遅れるな！」現象を演出する

　ポジティブな空気は次のような流れでつくられます。
　まず，少数派である推進派が行動し，積極的に

問題解決を実践していきます。すると，少し離れてそれを見ていた慎重派が興味を示し，少しずつ問題解決を実践しはじめます。問題解決を実践するスタッフ数が増えてくるにつれて，「バスに乗り遅れるな！」現象が起こってきます。同じムラに住んでいる以上，仲間外れにされたら暮らしにくくなります。なので，ほかの住民が次々にバスに乗り込んでいくのを見ると，仲間外れにされることに恐怖を感じ，「今ならまだ間に合う！」と，自分も問題解決を実践しはじめます。やがて，現状満足している抵抗派の方が肩身が狭くなるといった空気の逆転現象が起こっていくのです。

決め台詞「ラーメン屋の行列できてる？」の効用

ネガティブな空気からポジティブな空気に変えていくために，定期的に使う決め台詞が，「ラーメン屋の行列できてる？」です。

患者さんのための問題解決は，本来正義であるはず。それなのに，現状満足の空気をなかなか変えることができないのは，ラーメン屋の行列ができていないからです。このような時は，まず決め台詞を使い，推進派と慎重派の様子を観察することが大切です。すると，なぜ慎重派が推進派のまねをして問題解決を実践しようとしないのか，その理由が分かってきます。例えば，「推進派がとても苦労しているから」だったり「抵抗派の目が怖くて行動できないから」だったりします。このようにして原因を洗い出し，それに対する具体的な対策を考え，ラーメン屋の行列をつくる演出をします。これを繰り返して，少しずつポジティブな空気をつくっていくのです。

★決め台詞を使う時の3つのポイント★

①徹底的に「見える化」して演出しよう！

ラーメン屋の行列は演出の世界です。いくら推進派が問題解決を実践していても，慎重派がそのことに気づかなければ行列はできません。だからこそ，組織全体の問題解決の状況を「見える化」することが大切なのです。

そこで，私はいつも「問題解決シート枚数の対抗戦」を開催することをお勧めしています。3カ月単位でスタッフ（部署）ごとに問題解決シートの枚数を競う対抗戦を実施し，スタッフ（部署）の状況を棒グラフやシールを使って一覧で見えるように張り出し，1週間ごとに更新していくのです。すると，「そろそろ私（うちの部署）もやらないと手遅れになるかも…」と慎重派が焦り出し，「バスに乗り遅れるな！」現象が起こってきます。

②自主性を期待する前にまずは強制しよう！

思いやりのある優しい真面目なリーダーほど，「スタッフの自主性が大事」と言います。自主性や主体性といった言葉は一見すると美しいのですが，実は自主性は強制の中で生まれます。道路で車を走らせる時は，交通ルールに従うからこそ，安心して自由に運転することができます。組織で問題解決する時も，「できればやっていってください」ではなく，「これは業務としてやっていきます！」と強制することによって，「業務だからやるしかない。だったらこういう風にしていこう」といった自主性が生まれるのです。

③抵抗派が行列に並ばなくても気にしない！

変革リーダーもまた性弱説に基づきますから，「実はAさん（A部署）とBさん（B部署）が問題解決シートを全然出さなくて…」というように，どうしても抵抗派に目が行ってしまいます。その時は，「組織の2：6：2の法則」（P.84参照）に立ち返って，こう思ってください。「それが自然な姿なんだ」と。その自然の姿に抗う方法を考えても不毛な結果が待っているだけです。それよりも，慎重派がもっと行列に並ぶ方法を考えましょう。

動かすための決め台詞

本当に頑張ってる スタッフが報われてる？
〔小さな成功を増やす〕

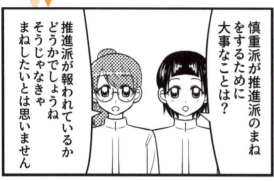

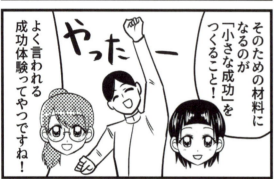

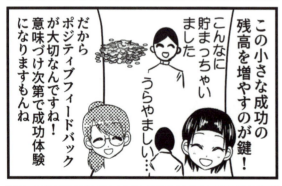

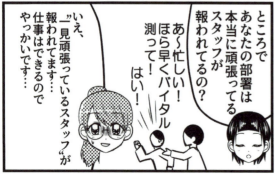

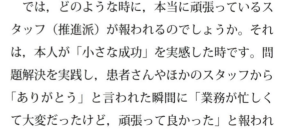

ポジティブな空気をつくるスローガン

　ポジティブな空気をつくる鍵を握っている多数派である慎重派。その慎重派が推進派をまねしたいと思ってラーメン屋の行列に並んでもらうためには，推進派が食べているラーメンがおいしそうに見えなければなりません。そのためのスローガンが，「本当に頑張ってるスタッフが報われる組織にしよう！」です。

　この背景にあるのは，「機会の平等と結果の公平」です。特定のスタッフだけに問題解決を実践しようと声をかけていると，声をかけなかったスタッフの中に隠れ推進派がいるかもしれませんし，仲間外れにされた抵抗派からさまざまなちゃぶ台返し（反発）を食らうかもしれません。ですから，問題解決を実践する機会は，基本的にスタッフ全員に平等でなければいけません。

　一方で，頑張っても頑張らなくても結果が同じだと分かっていたらどうでしょうか。推進派はそれでも文句も言わずに頑張るかもしれませんが，抵抗派は「やるだけ損だ！」と文句を言い，慎重派は「やってもやらなくても同じなら，やらない方が楽だよね」となってしまうのは目に見えています。だからこそ，結果は公平である必要があるのです。

小さな成功の残高を増やす

　では，どのような時に，本当に頑張っているスタッフ（推進派）が報われるのでしょうか。それは，本人が「小さな成功」を実感した時です。問題解決を実践し，患者さんやほかのスタッフから「ありがとう」と言われた瞬間に「業務が忙しくて大変だったけど，頑張って良かった」と報われるのです。そして慎重派も，推進派が報われてい

る姿を間近で見ると，「もしかしたら，私も頑張れば報われるかもしれない」という，かすかな希望を見いだします。その希望が，慎重派に勇気ある一歩を踏み出させるのです。

決め台詞「本当に頑張ってるスタッフが報われてる？」の効用

だからこそ大切なのが，「本当に頑張ってるスタッフが報われてる？」という決め台詞です。この言葉を自分やほかのスタッフに問いかけることによって，「頑張っても報われないから，やるだけ無駄」といった「現状満足の空気」から，自分たちを救い出していくのです。

医療現場はこれまで，スタッフの自己犠牲に支えられすぎてきたと思います。これからは皆さん自身がもっと報われてもよいはずです。皆さんも日々の業務の中で，患者さんからたくさんの感謝の気持ちをもらっているはずです。患者さんからそのような感謝をいただけるのであれば，スタッフ同士でももっと褒め合い，承認し合えばよいのです。皆さんは，それだけ素晴らしいことを現場で日々行っているのですから。

★決め台詞を使う時の3つのポイント★

①「本当に」の意味を理解しよう！

なぜ，あえて「本当に」という言葉がついているのか分かりますか？ それは，一見すると頑張っているスタッフが推進派とは限らないからです。それどころか，実は抵抗派であることが少なくありません。自分にしかできない仕事を抱えて業務をテキパキとこなしながらも，いつも忙しそうにしているスタッフは，確かに頑張っているように見えるのですが，見方を変えると，ほかのスタッフに仕事を任せず，スタッフの成長機会を奪ってしまっているとも言えます。これでは，そのスタッフが何らかの都合で仕事を休まなければならなくなった時，現場の医療の質が下がってしまいます。

本当に頑張っているスタッフとは，このような"一見頑張っている"スタッフではありません。組織のビジョンに共感し，組織をそのビジョンに導くスタッフのことなのです。

②全員でポジティブフィードバックをしまくろう！

小さな成功を増やすために大事なことは，「意味づける力」です。どのような問題解決の結果であっても，意味づけ次第で小さな成功をつくることができるからです。例えば，ある患者さんの治療中の血圧低下に関する問題解決として，治療方法を変更したのに，再び血圧低下を起こしたとします。もちろんこれ自体は患者さんにとってつらい結果ですが，この経験から「変更した治療方法では血圧低下を防げないことが分かった」という教訓を得られ，今回とは異なる対策を検討することができます。

ポジティブフィードバックの本質は，単に褒めたり承認したりすることではなく，この教訓を共有して，次の小さな成功をつくっていくことにあるのです。

③変革リーダーはキャラクターづくりをしよう！

組織の空気はスタッフ全体でつくられていきますが，その組織の中で旗を振る変革リーダーのキャラクターやテンションが大きく影響します。ありがちなのは，ポジティブな空気をつくろうとしている変革リーダー自身の表情が暗いことです。変革リーダーは組織の難題に答え続けなければなりませんから，常に苦しい立場に身を置いています。しかし，推進派や慎重派のスタッフにとっては，暗い表情をした旗振り役についていくのは不安が増すばかりです。変革リーダーが自ら役者になり，自身のキャラクターづくりをし，テンションを上げていかなければならないのです。

今,「かまってちゃん」の話してない?
〔抵抗派に時間と労力を使わない〕

動かすための決め台詞

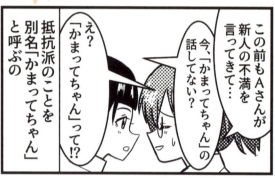

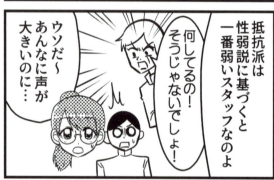

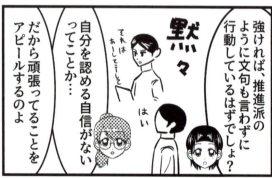

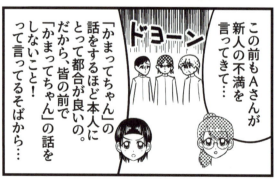

抵抗派は一番弱いスタッフ

皆さんが抵抗派と聞いてイメージするのは,いわゆる声の大きいスタッフでしょう(もちろん,ただ声が大きいからと言ってすぐに抵抗派と決めつけるのは間違いです)。ではなぜ,抵抗派は声が大きいのでしょうか。

それは,「性弱説」(P.35参照)に基づくと,「一番弱いスタッフ」だからです。このように言うと,違和感があるかもしれません。「あんなに強気なのに,そんなはずない!」と。しかし,「組織の2:6:2の法則」(P.84参照)における強さや弱さとは,性格的な話でも,感情的な話でもなければ,当然ながら身体的な話でもありません。組織のビジョンに向かって行動できるかどうかです。現状満足を一番心地良く感じている抵抗派は,逆に言えば,ビジョンに向かって行動する意欲や自信がない,一番弱いスタッフと言えるのです。

抵抗派を「かまってちゃん」と呼ぶ理由

もし,抵抗派が「強いスタッフ」であれば,推進派のように文句も言わずに愚直に行動しているはずです。それができないから,ほかのスタッフを批判したり足を引っ張ったりして,自分を肯定しようとするのです。また,抵抗派は自分を認める自信がないため,他者からの承認欲求が強いのが特徴です。ですから,「私だけいつも忙しい!」と文句を言って,「こんなに頑張ってるんだから褒めてほしい!」とアピールしているのです。私が抵抗派のことをあえて「かまってちゃん」と呼ぶのはこういう理由です。

「かまってちゃん」には「共感」だけして「説得」はしない

「組織の2:6:2の法則」は，組織の自然の姿です。このことを理解していれば，抵抗派の意識や行動を変えようとすることが，いかに自然の流れに抗う行為かが分かります。だからこそ，変革リーダーが抵抗派に対するかかわり方の基本は，「『共感』だけして『説得』はしない」ことなのです。

抵抗派は「かまってちゃん」ですから，自分を承認してほしい時は声が大きくなり，これを放置すると，その大きな声に慎重派が萎縮してしまいます。ですから，抵抗派の声を抑えるために共感することは大切なのです。一方で，抵抗派はそもそも自分の考えを変えたいとは思っていませんから，説得するだけ不毛です。したがって変革リーダーは，共感だけにして説得はしません。

限りある時間と労力を節約し，その資源を推進派のロールモデルづくりに当てましょう。これが組織変革の正攻法です。

決め台詞「今,『かまってちゃん』の話してない?」の効用

組織全体に向けた実際のコミュニケーションでは，抵抗派の話を一切しないことが大切です。なぜなら，話題になり注目されることが抵抗派の目的だからです。抵抗派が話題に上がれば上がるほど，推進派が報われなくなり，慎重派が萎縮し，抵抗派の声が大きくなっていきます。だからこそ重要なのが，「今,『かまってちゃん』の話してない?」という決め台詞です。特に，変革リーダーや推進派スタッフは，常にこの決め台詞を使い，お互いにネガティブ発言を健全に監視し合うことで，組織の空気が白けないように十分に配慮していく必要があるのです。

★決め台詞を使う時の3つのポイント★

①鈍感力を高めよう!

人は，ポジティブな出来事よりもネガティブな出来事に目線や意識が向きがちです。変革リーダーも，分かってはいても抵抗派の言動が気になり，それに関する話題を自分からつい振ってしまいます。

しかし，これはそもそも誰の問題なのでしょうか? そう，変革リーダー自身の問題です。変革リーダーが鈍感力を備えていないがために，抵抗派の言動に敏感に反応してしまうのです。鈍感力を高めるには，「常に目的を押さえておくこと（自分のためにやってない?）」「手元に『組織の2:6:2の法則』を羅針盤として持っておくこと（自然の姿に抗ってない?）」「役者になること（自分はどんな役を演じるべき?）」の3つを自問することが大切です。

②暖簾に腕押し力も高めよう!

一方で，いくら変革リーダーが話題に挙げなくても，抵抗派が自ら組織の空気に水を差す発言をしてくることがあります。その時は，いかにその発言を受け流して論点を変えていくか，言わば「暖簾に腕押し力」が変革リーダーに求められます。例えば，「Aさん，デメリットに関するご意見ありがとうございます。では皆さん，逆にこれをやることのメリットはほかにありませんか?」と，抵抗派の発言を否定することなく，反対意見から賛成意見に皆の意識を持っていくように自然と論点を変えます。このように，抵抗派の発言を話題に挙げ続けないようにしましょう。

③推進派を話題に挙げよう!

話題に挙げるべきなのは推進派の発言です。先の例の続きで推進派が「メリットということであれば，○○というメリットもありますよね」と発言してくれたら，「なるほど，ということは…」と，その論点に絞って話を深めていき，「皆さんも，これはメリットだと思いますよね!」などと言いながら，ほかのスタッフの賛同（同調）を演出していきます。もちろん，そのためには推進派に健全な根回しをしておくことが大切です。

動かすための決め台詞

今, スタッフの邪魔してない?
〔子離れ問題に向き合う〕

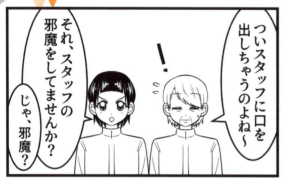
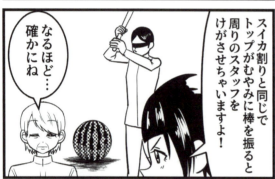
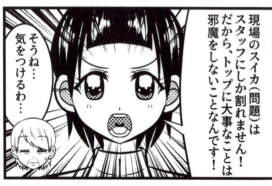
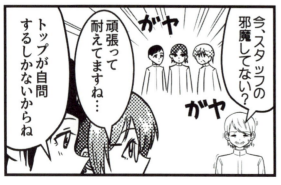

変革リーダーのジレンマ「子離れ問題」とは?

「組織はリーダーの器以上に大きくならない」という言葉は, 突き詰めると組織変革の成否は, 変革リーダーの自己成長によって決まることを意味しています。だからこそ, 変革リーダーが自己成長するためは「自問力」が重要になります。

では, 変革リーダーが自分自身に問うこととは何でしょうか。それは, 法人組織のトップですら陥る「子離れ問題」です。優しくて真面目なトップほど, スタッフのためと思って, 手や口を出してしまいます。しかし, それによって, スタッフが自分の力で変化に適応する力を養う成長機会を奪ってしまっているのです。つまり, そのようなトップの言動は, 結果的にスタッフにとって「小さな親切大きなお世話」になっているのです。

トップダウンのマネジメントの限界

組織変革の観点では, トップが組織をマネジメントしていくのには限界があります。なぜならば, トップダウンのマネジメントは「海のスイカ割り」だからです。組織の問題は現場で起こっているのに, 現場から一番遠くにいるトップがマネジメントするのは, 言わば目隠しをしてスイカを割ろうとしていることに等しいのです。では, より確実にスイカを割るためにはどうすればよいのでしょうか。答えは簡単です。目隠しをしていない現場のスタッフに割ってもらえばよいのです。

「子離れ問題」の解決法は「邪魔をしないこと」

そのためには, スタッフに組織で問題解決する

力（スイカの割り方）を身につけてもらわなければなりません。その上で大事なことはたった1つ。「スタッフの邪魔をしない」ことです。たとえそれが善意であっても，いやむしろ善意であるからこそ，結果的にスタッフの邪魔をしてしまいます。そして，そのことでスタッフが自律できず，自律できないからまたトップが手や口を出し邪魔をしてしまうという悪循環に陥るのです。

この悪循環を断ち切るには，トップ自身が自らに次の問いを投げかけなければなりません。

決め台詞「今，スタッフの邪魔してない？」の効用

それが，「今，スタッフの邪魔してない？」という決め台詞です。

トップの役割は，法人組織全体のビジョンを描き，スタッフでは決断できないことを決断し，スタッフがやる気になってもらう仕組みをつくることです。一方で，組織変革を推し進めている法人組織のトップは，スタッフが組織で問題解決していくために自分自身がやれることは，実はあまりないことに気づくはずです。これが，私が「トップのジレンマ」と呼んでいるものです。

もしそうなのであれば，せめてスタッフの邪魔をしないようにする。そのためには，スタッフとのコミュニケーションの一つひとつにおいて，「今，スタッフの邪魔してない？」と自問し続けることが大切です。これは，トップとして決して悲観的なことではありません。自分が働きかけなくても，スタッフが組織の問題解決を進めてくれることほど，トップとして嬉しいことはないはずです。これが，あるべきリーダーシップです。「子離れ問題」の解決は，親にとっても子にとってもハッピーなことなのです。

★決め台詞を使う時の3つのポイント★

①多くのことは邪魔になると考えて自分を守ろう！

繰り返しになりますが，ボトムアップの組織変革において，トップができることは限られています。ですから，多くのことは邪魔になると考えておいた方が，「良かれと思ってやったことなのに…」と，トップ自身が落胆したりつらい思いをしたりせずに済みます。これは意欲や能力，志，信念のせいではありません。トップというポジションのジレンマなのです。

②代わりに，誰よりも熱くビジョンを語ろう！

「トップがビジョンを描く」ことと「スタッフが組織で問題解決を行う」こと。この2つが両輪となって初めて，組織変革は進みはじめます。そして，トップが現場の問題を解決できないのと同じように，現場スタッフは法人組織のビジョンを描くことはできません。理由は3つあります。1つ目は，スタッフは法人全体を見渡すことができないからです。2つ目は，スタッフはビジョンといった遠い世界にはあまり関心がないからです。そして3つ目は，ビジョンを描いても，いちスタッフに責任は取れないからです。

ビジョンは，法人組織で唯一語ることができるトップが熱く語らなければならないのです。

③トップもまた空気に支配されていることを知ろう！

歴史を振り返ってみると，強大な力を持ったトップですら，巨大組織の空気の支配に抗えず，自分の意見を変えざるを得なかったり，意見を言うこともできなくなる状況に追い込まれています。このことが意味するのは，トップもまた，一人の人間だということです。だからこそ，「リーダーが組織を統制しているように見えて，実は組織がリーダーを統制している」という現実に向き合わなければいけません。それができるトップだけが，これからの激変の時代の医療において，変化に適応し生き残る組織の変革リーダーとなり得るでしょう。

あとがき

　本書は，2014年に刊行した『図解 シンプルな思考・伝達・議論・交渉・管理・教育の技術60—はじめてのノンテクニカルスキル』，2016年に刊行した『超図解 問題解決型リーダーになる4つのチカラ ノンテクニカルスキル実務編』に続く，ノンテク（ニカルスキル）本第3弾にあたります。

　それらの中で，本書の価値は，概念ではなく行動レベルのノンテクニカルスキルを学ぶ「決め台詞」と「4コマ漫画」にあるのですが，実はもう1つの価値があります。それは，「問題解決の六大大陸」を紹介したことです。問題解決の世界には，もともと目的，現状，あるべき姿，問題，原因，対策の大陸は存在していました。しかし，これまでそれぞれの大陸がどのような位置関係なのかを「認識」し，問題解決の世界は六大大陸でできていることを「発見」し，それを基に世界地図を作る者がいなかったのではないでしょうか。

　皆さんの職種や分野でも，普段からさまざまな問題解決が行われていると思いますが，それぞれ専門的な内容は異なっていても，それらは「問題解決の六大大陸」のどこかの話をしている。このことを理解すれば，世界地図の価値（便利さ）に気づくはずです。

　これまでの医療は，職種別分野別に専門性が細かく分けられてきました。1人の患者さんの身体的・精神的・社会的な健康を支えるには，あまりに人間は複雑だったからでしょう。しかし，そうして細かく分けられたことによって専門性が高まった半面，今度はそれら全体を1つにまとめることが難しくなってきました。だからこそ，「問題解決の六大大陸」は，それぞれ職種別分野別の専門性という側面から医療をとらえるだけでなく，問題解決（あるべき姿と現状のギャップを埋める）という土台から医療をとらえるという新たな提案でもあるのです。

　たとえ，時代の変化によって，それぞれの大陸の景色が大きく変わったとしても「問題解決の六大大陸」自体は変わることはないでしょう。だからこそ，これからの医療の未来をつくっていくために，この普遍的な問題解決の世界地図を生かしていってください。

　最後に，このような医療の未来につながる提案ができるのも，いつもユニークな企画を阿吽の呼吸でご提案くださる日総研出版の池辺成人氏，ともすれば難しくなりがちな医療の内容を，とても分かりやすくデザインしてくださった日総研の横山亜矢氏，そして，決め台詞が臨場感をもってよく理解できる素敵な4コマ漫画を描いてくださったすきる氏のおかげです。この場を借りて御礼申し上げます。

　本書を読んでいただいた読者の皆さんも，本書の制作にかかわっていただいた方々も，そして私も，全員が患者さんに貢献する同志です。同志として，これからも医療における現実世界の問題解決に向き合っていきましょう。

佐藤和弘

著者略歴

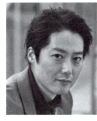

佐藤和弘
メディカルアートディレクター

　複数の医療機関で約10年間，臨床工学技士として透析医療に従事しながら，グロービス経営大学院に進学し，MBA（経営学修士）を取得。現在，ノンテクニカルスキルを通じて医療機関や介護施設の問題解決と組織変革を伴走している。

　院内研修や講演などのお問い合わせはお気軽にご連絡ください。
　E-mail：k.sato@medi-pro.org
　Web：https://www.medi-pro.org/
　Facebook：https://www.facebook.com/satokazuhiro1980

表紙イラスト・4コマ漫画：すきる

本文で触れている「問題解決シート」は，下記のURLもしくはQRコードからダウンロードできます。

https://www.nissoken.com/1897/index.html

問題解決を導く決め台詞　ノンテクニカルスキル会話編

2019年11月5日 発行　　第1版第1刷

著者：佐藤和弘©

企　画：日総研グループ
代　表：岸田良平
発行所：日総研出版

本部　〒451-0051 名古屋市西区則武新町3-7-15（日総研ビル）
☎ (052) 569-5628　　FAX (052) 561-1218

日総研お客様センター
名古屋市中村区則武本通1-38
日総研グループ縁ビル　〒453-0017
電話 0120-057671　FAX 0120-052690

[札　幌]☎(011)272-1821　[仙　台]☎(022)261-7660　[東　京]☎(03)5281-3721
[名古屋]☎(052)569-5628　[大　阪]☎(06)6262-3215　[広　島]☎(082)227-5668
[福　岡]☎(092)414-9311　[編　集]☎(052)569-5665　[商品センター]☎(052)443-7368

・乱丁・落丁はお取り替えいたします。
・本書の無断複写複製（コピー）やデータベース化は著作権・出版権の侵害となります。
・この本に関するご意見は，ホームページまたはEメールでお寄せください。E-mail cs@nissoken.com
・この本に関する訂正等はホームページをご覧ください。www.nissoken.com/sgh

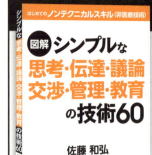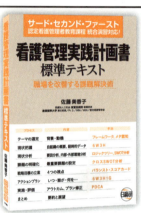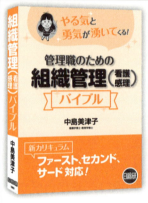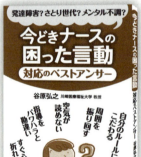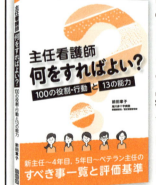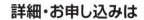